# 驚人的
## 跑步實戰力 這樣練！
## 16堂 終極 拉伸鍛鍊課

專業跑者必做的科學訓練，
完美提高成績 x 避免受傷 x 減緩疼痛

### The Runner's Expert Guide to Stretching :
### Prevent Injury, Build Strength and Enhance Performance

保羅·霍布洛 Paul Hobrough —— 著

**楊景丞** —— 譯

# 驚人的跑步實戰力這樣練！
## 16堂 終極 拉伸鍛鍊課

*專業跑者必做的科學訓練，*
*完美提高成績 x 避免受傷 x 減緩疼痛*

**作者** 保羅・霍布洛
**譯者** 楊景丞
**主編** 唐德容
**責任編輯** 孫珍
**封面設計** Zoey Yang
**內頁美術設計** 徐昱

**發行人** 何飛鵬
**PCH集團生活旅遊事業總經理暨社長** 李淑霞
**總編輯** 汪雨菁
**行銷企畫經理** 呂妙君
**行銷企劃專員** 許立心

**出版公司**
墨刻出版股份有限公司
地址：台北市104民生東路二段141號9樓
電話：886-2-2500-7008／傳真：886-2-2500-7796
E-mail：mook_service@hmg.com.tw
**發行公司**
英屬蓋曼群島商家庭傳媒股份有限公司城邦分公司
城邦讀書花園：www.cite.com.tw
劃撥：19863813／戶名：書虫股份有限公司
香港發行城邦（香港）出版集團有限公司
地址：香港灣仔駱克道193號東超商業中心1樓
電話：852-2508-6231／傳真：852-2578-9337
城邦（馬新）出版集團 Cite (M) Sdn Bhd
地址：41, Jalan Radin Anum, Bandar Baru Sri Petaling, 57000 Kuala Lumpur, Malaysia.
電話：(603)90563833／傳真：(603)90576622／E-mail：services@cite.my
**製版・印刷** 漾格科技股份有限公司
**ISBN** 978-986-289-834-5・978-986-289-837-6（EPUB）
**城邦書號** KJ2088 **初版** 2023年3月
**定價** 550元
**MOOK官網** www.mook.com.tw
**Facebook粉絲團**
MOOK墨刻出版 www.facebook.com/travelmook
**版權所有・翻印必究**

**國家圖書館出版品預行編目資料**

驚人的跑步實戰力這樣練!16堂終極拉伸鍛鍊課：專業跑者必做的科學訓
練,完美提高成績x避免受傷x減緩疼痛/Paul Hobrough作；楊景丞譯. --
初版. -- 臺北市：墨刻出版股份有限公司出版：英屬蓋曼群島商家庭傳媒
股份有限公司城邦分公司發行, 2023.03
160面；19×26公分. -- (SASUGAS；88)
譯自：The Runner's Expert Guide to Stretching: Prevent Injury,
Build Strength and Enhance Performance.
ISBN 978-986-289-834-5(平裝)
1.CST: 賽跑 2.CST: 肌肉 3.CST: 放鬆運動
411.712                                            112001001

# 目次

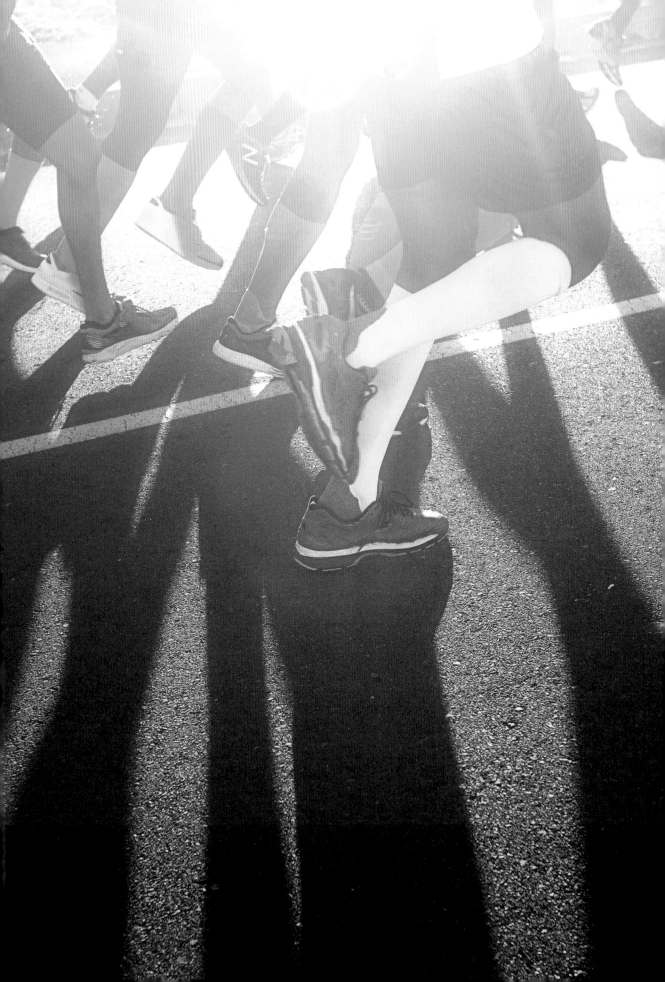

## 第一章

# 引言

　　跑者之所以被稱為跑者，是因為他們跑步，而他們跑步是為了提升跑步的表現，跑得越多，就能跑得越快，不是嗎？然而關於這點，我有不同意見。如果你想避免受傷、想變成更厲害的跑者、想跑得更快，我認為訓練會比單純跑步更重要！接下來我將在本書中解釋箇中原因，並進一步指導你成為一位更健壯、速度更快的跑者。

　　跑步有個根深柢固的錯誤觀念──「累積越多里程數，越能提升表現」，這個「垃圾里程（Junk Miles，指為了達到目標距離，以較慢速度跑完剩下的里程數）」的概念，已經說服許多跑者把山坡跑、速度間歇和姿勢操練加入訓練中，但即便是菁英運動員，也很常在沒有明確理由的情況下，每週累積 125 英哩的跑步距離。

　　無可否認的是，跑者在短時間內達到更快個人最佳成績（Personal Best）的故事總是讓新手跑者印象深刻，但這類故事總有不那麼激勵人心的另一面：令人灰心喪志的停滯期（Plateau），以及有 30% 至 50% 的跑者會在 12 個月內受傷，這些常被認為是全心投入的跑者無法避免的「必經之路」，但我想告訴你，情況可以不用這樣發展。

　　簡單的跑步動作會用到身體的數百塊肌肉，每次跑步你都會用上這些肌肉，迫使肌肉持續收縮和舒張，你會因此認為跑步理應能增強肌肉也是合情合理：跑得越多，肌肉就越強壯，這意味著更少受傷和跑得更快，但這個邏輯只能在短期內站得住腳，最終將因為肌肉拉傷，或是無法再提升跑速而被打破。

　　訓練對你的身體是一種純粹的刺激，是能讓身體努力變得更健壯、更靈活的一種方式，我們的身體會因為這樣的刺激有反應，但單一形式的訓練──在此指跑步──將無法使身體超越極限，如果我們要提升速度並禁得起受傷，就要找其他方法來增強身體裡傳遞力量和承受負荷的部位。

## 為什麼要伸展

當物理治療師和教練說到運動員的身體，他們會提到「活動範圍（Range of Motion）」，也就是關節活動的最大範圍，以及「柔軟度（Flexibility）」，指軟組織結構（如肌肉、肌腱、結締組織）在關節活動範圍內能伸長的能力，這兩者都能透過伸展得到很大的進步。在伸展過程中，肌纖維能伸長到最適宜的範圍，身體的神經系統能逐漸適應伸展帶來的不適，讓你同時能夠忍受，又能增加肌肉的能耐，當我們之後在訓練或比賽中伸展肌肉時，肌肉就比較不會承受過多應力，還能為跑步所需的動作提供更大的活動範圍。

在不同的運動訓練中，需要的活動範圍和柔軟度也不一樣，雖然男性和女性運動員都需要強健的身體，但游泳運動員的需求跟自行車運動員或足球運動員又不一樣。跟武術或體操這類運動相比，跑步的要求比較少，但身體的許多部位對跑步動作來說依然相當重要，你的核心肌群（Core Muscle）能讓脊柱保持有力、可活動，還能提供穩定性；你的後方肌肉群（Posterior Chain）——臀肌（Glutes）、大腿後肌（Hamstring）、小腿後肌（Calf Muscles）能推動身體往前進，而肩膀、脖子、手臂、大腿、腳在跑步的過程中也幾乎同等重要，本書的目標就是準確指出能專門針對跑者潛在弱點或可能強項的鍛鍊。

很少人是為了在室內運動而選擇跑步，但只要你認真投入這項運動，你就別無選擇：你需要「為訓練而訓練」，每天只要花 10 到 15 分鐘，甚至是每兩天 30 分鐘來做伸展，這能增加與跑步相關的特定肌群的肌力和柔軟度，能讓你避免帶著惱人的疼痛跑步好幾個星期，甚至能避免花幾個月等待傷勢康復。

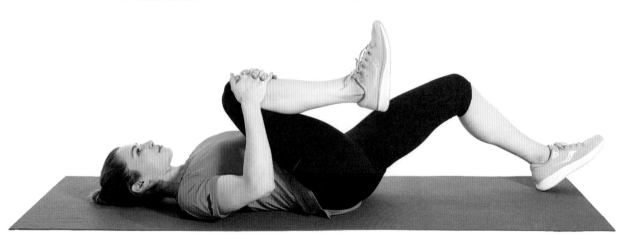

## 如何伸展

大多跑者習慣在跑步前後以緩和的方式做伸展，但通常是敷衍了事，幾乎不記得體育課教的熱身運動，或是根據小腿後肌、股四頭肌（Quadriceps）、大腿後肌以前受傷的經驗做直覺性的伸展，很少有跑者會每天固定練習，甚至是那些常上健身房，或是參加循環訓練課程的人也不會針對跑步做鍛鍊。

如何伸展非常重要，畢竟我們整天都在以某種形式伸展，從刷牙到伸手拿架子最上層的番茄罐頭都是。但上述這些伸展對跑步並沒有幫助，有幾種伸展方法能提升活動範圍、增進肌肉表現，而在何時及為何進行這些伸展方法，將大大影響跑步成果。本書介紹的伸展方法包括：

▶ **靜態伸展**（Static Stretching）——跑者最熟悉的伸展類型，也就是將肌肉緩慢伸展到具有挑戰性卻舒適的點，然後維持30到60秒。

▶ **動態伸展**（Dynamic Stretching）——在活動範圍內重複一個動作，像是擺動腿部。

▶ **被動伸展**（Passive Stretching）——透過像是伸展帶、自己四肢的輔助，或在夥伴幫忙之下等等的外力，讓肌肉在活動範圍內伸展。

有越來越多專家認同動態伸展，因為這種方法能更有效地增加肌肉力量，但本書也將詳細介紹靜態伸展的重要之處。

## 肌力與體能訓練

作為一名跑步專科的物理治療師，我的工作是治療菁英運動員，他們都有進行某種形式的肌力與體能訓練（Strength and Conditioning）計畫，並將其視為他們訓練中重要的一環，肌力與體能訓練計畫會運用指定的練習，專門用來提升在運動賽事中的表現，內容涵蓋運動員在所從事運動中身體發展的所有範疇，包括肌力、協調性（Coordination）、柔軟度、力量、敏捷性（Agility）和平衡感。

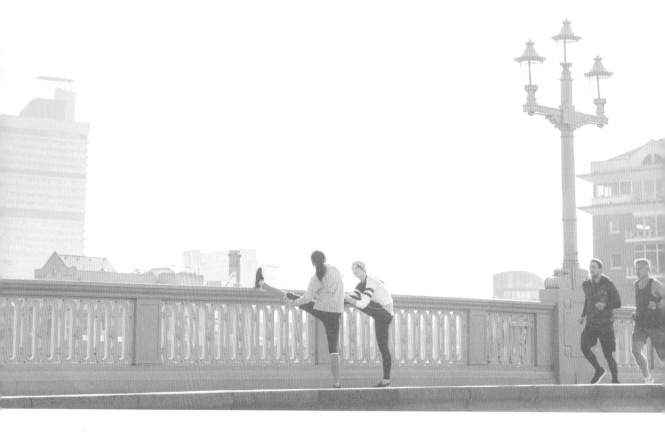

在職業自行車運動中，有個「邊際效益」的概念——從各個訓練環節中累積改進，將能提升整體表現——以為該運動帶來一些重大進展，同樣地，菁英跑者也希望關鍵肌肉的肌力能有所提升，對於社團跑者或休閒跑者來說，這麼做的好處絕不是微不足道，肌力與體能訓練能顯著提升你的肌力，進而提升你的跑速、減少完賽時間。

你可能已經是健身房常客，但如果你正在做一個訓練，卻無法馬上說出為何而做、對於肌肉發展又有什麼效果，那你就只是在做重量訓練罷了。你的肌力與體能訓練要考量到身體的強項和弱項，不僅與你作為一個跑者相關，也要與你個人相關。

## 如何使用本書

你可能已經注意到本書不只包含了伸展動作的圖例，也不只是為了收錄一些有益的鍛鍊讓你自由選配，而是從科學開始：闡釋在跑步和鍛鍊時肌肉會發生的情況。我要讓你理解，你為什麼需要做特定的伸展運動、為什麼不做的話可能會更常受傷，還有為什麼如果你繼續維持以往的訓練法，停滯期和傷痛將會周而復始地發生。

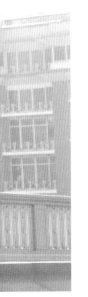

如果你要藉由鍛鍊來提升表現，以及盡可能預防受傷，那麼請務必閱讀本書自我診斷的章節，這些內容會帶你完成一系列測試和衡量，讓你能評估自己的身體，確立出一個專屬於你、能隨著你的進步而調整的計畫，幫助你辨識和避免潛在的傷害，並在問題出現時告訴你該如何處理。

本書將練習分為初級、中級和高級，這並不是將你的跑步能力做分級，重點不在於你跑得多快，或是你一週練跑幾次，而是你照顧自己身體的程度。所以本書不僅能讓你選擇適合目前程度的例行練習，還能隨著你的進步，嘗試新的鍛鍊。

書中描述的伸展運動和肌力訓練相當全面，有些基礎鍛鍊能為跑步提供有效的熱身及緩和運動，還有一些伸展動作和鍛鍊是針對身體的各個部位，你可以依據這些鍛鍊建立適合的例行訓練，而這些鍛鍊也夠多樣化，讓你不會因為重複執行感到無聊。

最後的章節會著重於提升你的表現，這些鍛鍊旨在增強驅動你跑步時身體部位的力量，同樣地，根據你的跑姿、身體的強弱項及你打算專攻的距離，會有些鍛鍊特別適合你。

我很喜歡我第一本書《跑步免受傷》（Running Free of Injuries，Bloomsbury 出版）造成的迴響，尤其是那些運用它來對抗和減輕疼痛的跑者，從各方面來說，本書是它的前傳，因為這些資訊是每位跑者在「沒有受傷」時都該閱讀的，從新手到菁英，本書的內容能為每位跑者提供量身打造的肌力與體能訓練計畫，因為每位跑者都需要避免受傷，而且每位跑者──即便是那些不想承認的人──都想跑得更快。

## 做好基本功

許多跑者告訴我，他們之所以喜歡《跑步免受傷》這本書，主要是因為書中主題容易理解、沒有複雜的術語，甚至可以從閱讀中得到樂趣。我最大的心願就是讓每位跑者都能執行那些看似基本，卻能對跑步產生顯著影響的鍛鍊，而且我希望他們能加以精通。所以本書的目標便是回應讀者們給我的回饋，並以這些回饋為基礎，再提供每位跑者都能在家裡或健身房進行的豐富鍛鍊，而我要在這裡重申的是，如果你想提升跑步表現、預防受傷，並在長遠的未來享受跑步，有一個簡單的規則要遵守：做好基本功。

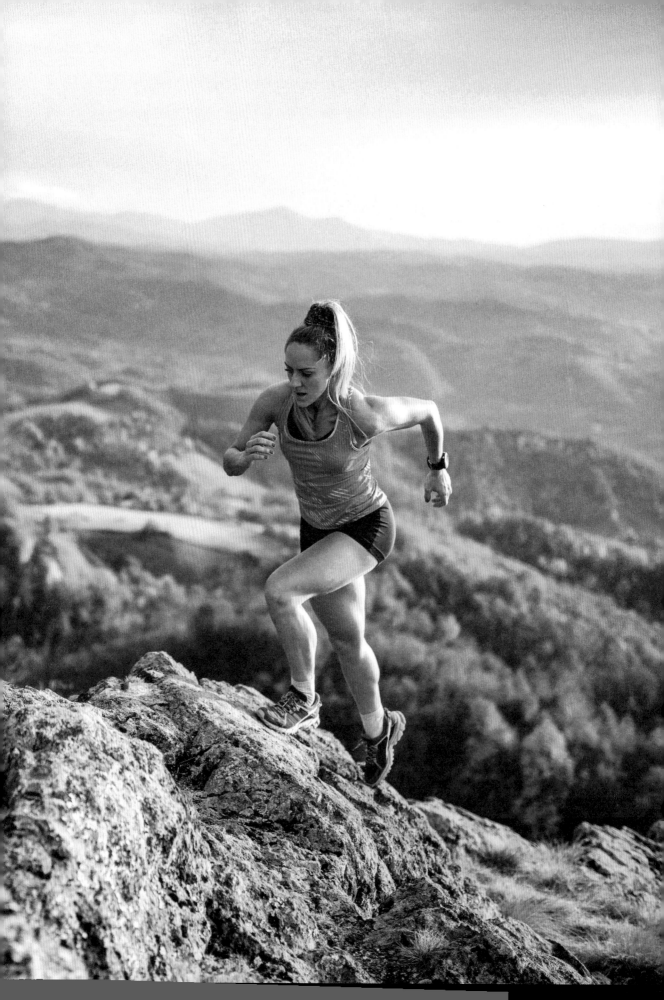

## 第二章

# 認識跑步

　　每個人跑步的方式不盡相同，跑步的簡單易行吸引許多人加入，但如果你到任何公園跑步活動（Parkrun）或馬拉松賽事中觀察，就會看到上百種不同類型的跑者，有人優雅輕鬆地前進、有人用小碎步或是跨大步、有人會弓著背部、有人會擺動手臂（有位奇怪的仁兄似乎每跑幾碼就會跳一下），那誰的跑法才是正確的呢？關於完美跑步姿勢的定義，爭論一直都很激烈，但適合你的跑步方式肯定不該讓你感到不適或受傷，而且應該要能讓你提升速度。

　　人類前進的方式基本上分成三種：走路、跑步和衝刺。走路這部分我們都相當熟悉，而且不需要耗費許多力氣，只會用上大約體重 1.5 倍的力量；跑步屬於一種「彈簧傳動」的運動，利用阿基里斯腱（Achilles tendon）跟其他肌腱的彈性和特性反覆衝擊出的能量運作——例如在腳接觸地面時，膝蓋會稍微彎曲，肌肉需要花費許多力氣來支撐關節（出的力大約是體重的 2~3 倍）；衝刺會消耗大量無氧能量，是一種適用爆發力的跑步方式。

　　作為一名跑者，你對自己身體的期望會比散步的人更高，你的身體要能流暢地轉動、急速地重新利用能量，還要能承受反覆的重度衝擊（跑者在腳著地時會承受體重 2.5 倍的負荷），不意外地，有多達 50% 的跑者會在一年內受傷，最常出現毛病，而且會反覆受傷的部位是膝蓋、小腿後肌、大腿後肌、腳踝和背部。

　　生物力學是一門研究身體如何前進的科學，你受到動量、重力和下半身肌肉使出的力量推動而前進，但你的身體所做的，大部分是為了讓你保持穩定和平衡，你的腳每次踏地，都是在著地後用一隻腳短暫地維持平衡，而在那隻腳達到穩定姿勢的瞬間，又會快速抬起，由另一隻腳接替。我們在這些簡單的動作中做出的選擇——我們的姿勢、步幅、步頻，跟我們的腳如何著地——決定了我們的各處關節和肌肉會承受多少應力，以及其效率表現。

身體在潛意識中也會做出決定，通常稱為「失去的第六感（Lost Sixth Sense）」，本體感覺（Proprioception）是身體感知動作和姿勢的能力，對跑者來說相當重要。在大腦接收到的平衡訊息中，有多達70%不是來自視覺或聽覺，而是來自肌肉、關節、韌帶中的接收器神經，尤其是雙腳，這就是為什麼我們在跑步時不必一直看著自己的腳，雖然這看似完全是本能反應，但透過特定鍛鍊，我們也能加強重要的本體感覺，改善我們的平衡。

當專業人士說到跑者的步態時，他們只是在描述你前進的模式，跑鞋店有時會做步態分析（Gait Analysis），但那通常集中在腳的動作上，真正的步態分析可以透過拍攝跑者使用跑步機，或在戶外跑步來完成。它會考量速度、步幅、軀幹旋轉和手臂擺動與靈活度、穩定性、柔軟度和肌力之間的關係。

## 步態週期

在步態分析中，物理治療師會檢驗跑者的步態週期（Gait Cycle），也就是一隻腳著地到同一隻腳再次著地的過程，這個週期大約是一秒鐘，由三個階段組成：

1. 地面期（Ground Phase，亦稱站立期〔Stance Phase〕）——單腳接觸地面的階段，也就是由一條腿承受整個身體重量的時候，這在步態週期中佔了大約六成。
2. 空中期（Aerial Phase，亦稱擺盪期〔Swing Phase〕）——步態週期中腳在空中的四成時間，重點在於定位、平衡的動作和恢復。
3. 在兩個階段中間會有個非常短暫的飄浮期（Float Phase），這時兩隻腳都沒有著地。

### 初始著地

初始著地（Initial Contact）代表地面期的開始，也就是你的前腳——腳跟、中足或前足都行，取決於你的跑步方式和速度——觸地的那一刻，而你的後腳正處於空中期，著地時間——可視為可控的著地——持續大約0.15 秒，直到你的前足落地，此時會受到完整的衝擊，你的腳會旋前（往內翻轉），膝蓋也會稍微彎曲，幫助減輕應力。

### 站立中期

你的體重現在轉移到腳的外側,並進入站立中期(Mid-stance),膝蓋會繼續彎曲,直到腿來到髖部(Hip)正下方,在腿往後經過身體的這一刻,腿會承受整個身體的重量,如果你在此時拍一張定格照片,你會發現你基本上是以單腳站立,這需要髖部和核心肌群的力量來保持平衡,並讓小腿和下背部承受應力。

### 站立末期

隨著身體準備好推進,髖關節和膝關節會開始伸展,當你往前推進時,腳跟會開始往上抬、腿的後側肌肉收縮、腳掌推蹬地面,腿現在已經盡可能地吸滿了能量,腳踝、膝蓋和髖關節都伸展開(伸直),把身體往上和往前推動,當你的腳趾(現在在你身後)離開地面時(通常稱為「腳趾離地〔Toe Off〕」),站立末期(Terminal Phase)就結束了。

### 空中期

一旦腳掌離開地面,腿就會進入空中期,雖然這個時期是步態週期中重要的一環,但由於關節和肌肉沒有承受重量,所以對生物力學的重要性比較低,此時髖部和膝蓋會彎曲,把腳抬起,然後膝蓋會伸展,把腳放下,以便進行初始著地,進而完成整個週期。

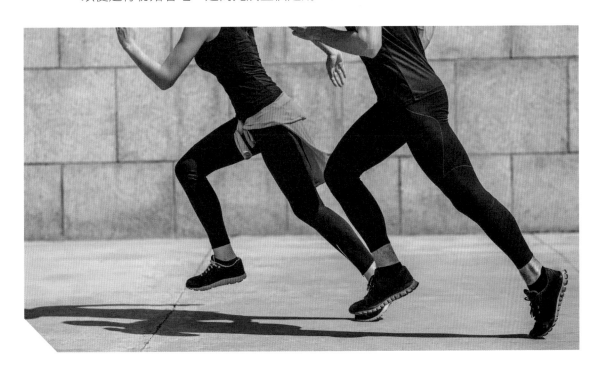

## 下半身

透過步態週期，我們可以得知跑步是衝擊、移動、減速、能量轉換、肢體定位跟平衡的複雜組合——其中大部分是來自髖部以下的肌肉和肌腱的屈曲（Flexion）和伸展（Extension），也就是彎曲和伸直，在步態週期中，身體會用上數百條相連的肌肉和肌腱，有時是用相同的肌肉和肌腱執行不同的功能，髖關節、膝蓋和腳踝是軸心點，但臀部、大腿、小腿，甚至是腳趾，也是推動你前進、讓你能保持直立，並用兩條腿站立的關鍵。

### 髖部

髖部的重要性非比尋常，上半身要在髖部上方保持平衡、髖部還能為腿部提供支點，推動我們的身體往前。從站立中期你的站立腳經過髖部下方開始，你的整條腿會在身後伸展，把你往前推，這是透過臀部的「臀肌」——臀大肌（Gluteus Maximus）和臀中肌（Gluteus Medius）——以及膝蓋後方的大腿後肌一起收縮，把股骨（Femur，也就是大腿骨）從髖部往後拉所形成的動作。然後，隨著腿在初始著地前往前擺盪，它會用到髖部前側的髖屈肌（Hip Flexors）和股直肌（Rectus Femoris，沿著大腿往下延伸的股四頭肌），此時，大腿內側和外側的肌肉、你的內收肌（Adductor）和外展肌（Abductor）（這兩者是比較小的臀肌）會穩住你的髖部和膝蓋。

### 膝蓋

膝蓋是身體最大的關節，主要功能是吸收衝擊力、提供穩定性，不過膝蓋在站立末期確實會產生一些力量，膝蓋的彎曲和屈曲是大腿後肌的工作，大腿後肌從大腿後方往下延伸，股四頭肌的股直肌則是在大腿前側，這條肌肉也能幫忙吸收落地的衝擊力。

### 腳踝

腳踝是離地面最近的關節，在一個步態週期中，一腳的腳踝會承受全身的重量和重力，在推蹬地面時也扮演關鍵的角色。腳踝的運動由小腿後肌控制，包括比目魚肌（Soleus）和腓腸肌（Gastrocnemius），透過阿基里斯腱（位於小腿後方）連接至腳跟，這樣的結構能在腳踝作為樞軸時提供穩定性，並在

腳踝要幫忙推動身體時產生動作。

## 腳

　　腳需要吸收著地的衝擊，並幫助身體邁出下一步，在一個稱為「絞盤機制（Windlass Mechanism）」的絕妙過程中，可以看到一整組足底屈肌（Plantar Flexors，包括從膝蓋後方延伸至腳跟的蹠肌〔Plantaris〕）把柔軟的著地腳變成強而有力的推進腳，腳趾的抬起（稱為足背屈〔Dorsiflexion〕）是由脛部前側的脛前肌（Tibialis Anterior）所控制，並與側面的腓肌（Peroneal Muscle）一起繃緊，讓腳往前彈出下一步。

## 上半身

　　在髖部以下的肌肉和肌腱超時工作的同時，很容易就會覺得上半身只是靠下半身在前進，但上半身對於穩定性和前進的推力確實有無法衡量的貢獻，你的胸部、手臂、背部和軀幹，對於平衡和有效的跑步都至關重要。

　　跑動的每一步，你的脊柱都會隨著腿往前移動而旋轉，而負責維持身體穩定的是你的核心肌群，這些肌群，包括腹直肌（Rectus Abdominis）、腹斜肌（Obliques）、豎脊肌（Erector Spinae）和腹橫肌（Transverse Abdominis），通常位於腹部周圍、中背和下背部，並由臀肌、肩部、頸部和髖部提供額外的支撐。

　　手臂的擺動也會抵銷脊柱的旋轉，因為手臂的運動與腿正好相反，左手臂會隨著右腿的驅動往前移動，反之亦然。你的手臂動作還能提供平衡、創造節奏，並透過肩部前側的三角肌（Deltoid Muscle）和後背的闊背肌（Latissimus Dorsi）提供的推力來增加往前的推進力，當你的體重從一條腿轉移到另一條腿時，上臂的二頭肌（Biceps Brachii）和腹部也能幫忙支撐、協調動作和引導推進力，同時提供抗衡力和穩定性。

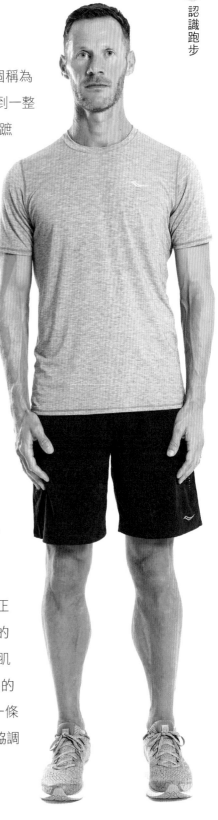

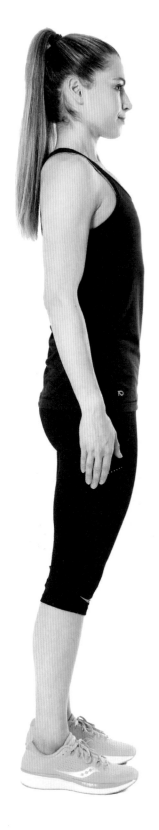

## 跑步的方式

　　由於跑步會牽涉到身體許多部位,因此在你家附近公園會看到這麼多用不同方式跑步的人,也就不足為奇了,有些人因為帶著傷勢,或為了避開舊傷而不得不改變他們原本的跑步方式;有些人根據過去受過的指導,或是一些資訊而調整跑步方式(這些資訊來源有些是事實、有些可能虛構);有些人的跑步方式單純是自己選擇的。如果你只是偶爾需要趕公車,或是週末時跟小朋友在花園裡踢踢球,跑步就只是跑動,但如果你每週跑步超過40分鐘,你的跑步方式將會影響你的身體狀況,還有你作為跑者的能力。

## 跑步姿勢

　　好的跑步姿勢要從頭部開始,你的頭應該面向正前方,目光集中在前方六到七公尺的地面,下巴與地面平行,讓頸部和背部挺直並呈一直線,肩膀放鬆、保持水平,手臂在身體旁邊前後擺動,而不是往身體另一側擺動。

　　如果頭跟肩膀位置都正確,你的背部應該也能挺直,上半身形成直立的姿勢,教練經常提到「挺直地跑(Running Tall)」,這是個很好的描述,只要你不誤解為要僵硬地跑步就好。如果你的脊柱過於僵硬,它便無法吸收應力,膝蓋、大腿後肌和臀肌將會受到更多衝擊。

　　最後,髖部是你的重心所在,在正常情況下,當骨盆隨著每一步的跨出而轉動時,髖部依然能保持水平,對於疲累或核心較無力的跑者來説,危險之處在於骨盆會往前傾,將髖部往後推,這會影響到大腿後肌和臀肌,可能還會造成背部和髖部的問題。同樣會使人虛弱無力的是搖擺步態(Trendelenburg Gait),由於下半身無力、肌肉控制不佳,導致髖部的其中一邊低於另一邊,這會讓從小腿到肩膀的肌肉發生代償。

## 步頻和步幅

　　你的速度取決於你的步頻(每分鐘跑幾步)和步幅,一般休閒跑者通常每分鐘跑 150 至 170 步,而菁英跑者則將近 200 步。

　　步幅是你在跑動時,從一隻腳的腳趾到另一隻腳的腳趾的距離,會隨著跑者的身高各有不同,合適的步幅是你的雙腳能在身體正下方著地,膝蓋在承受衝擊時稍微彎曲。過度跨步(Over Stride)是一個跑者常碰到的問

題，發生的原因是你的小腿跨到了身體前方，步幅越長，你在空中就跳得越高，著地的衝擊也越大，這同樣會導致膝蓋伸得更直，降低緩衝能力。

你可以透過加快步伐（也稱為步頻），或是拉長步幅來跑得更快。如果你想跑得更快，可以考慮先提升步頻，而不是步幅，因為步幅的增加取決於你的身體狀況，髖部的柔軟度和臀肌的肌力是邁出更長步幅的關鍵因素。

## 旋前與旋後

旋前（Pronation）是走路或跑步時（對腳跟著地者來說）腳會自然地朝內側縱向足弓（Medial Longitudinal Arch）翻轉，旋後（Supination）則相反，腳會沿著小趾頭那邊維持在更往側面的位置。有一點要先說清楚：這兩者都不是壞事。過去 20 年來，人們一直覺得過度旋前（Over Pronation）是種可怕的折磨，造成許多人受傷，但實際上並不是這樣，你的腳自然落下的方式並不需要矯正或是改變，但確實需要足夠的肌力和訓練，讓肌肉骨骼系統能承受你跑步的施力和持續時間。

話雖如此，如果你不斷受傷，也試過本書收錄的所有鍛鍊，卻因為功能不全無法繼續訓練，那麼向足科醫師訂製矯具或許會有幫助，矯具可以裝在你的鞋子裡，從根本上消除肌肉過度疲勞的負擔，還能減慢旋前或旋後的動作，甚至改變旋前或旋後在步態週期中發生的時間。矯具是一種處方，就像視力不良需要佩戴眼鏡，但矯具也能作為治療的形式，一旦在肌力、柔軟度跟技術進步方面都不遺餘力地努力過後，我便會開矯具處方給跑者，我有時會把矯具當作權宜之計，因為矯具的幫助快過肌群能強化的速度，提供運動員一個在跑步時不那麼疼痛的機會，進而讓他們的肌力與體能有更多時間能加強，到那時再停用矯具，但對於一些跑者來說，矯具是一輩子的折磨，大約每兩年就要換新。

## 腳的著地

你可以是後足、中足或前足跑者，這取決於你的腳怎麼著地。約 80% 的休閒跑者是後足跑者或腳跟著地者，宣揚中足著地為佳的人表示，著地點越靠近腳跟，膝蓋受到的衝擊就越大，這個說法有其道理，但一般來說，身體都能適應你經常承受的力道，除非碰上很嚴重的功能障礙，可能會導致受傷。大家都知道，前足著地者會對阿基里斯腱造成負荷，而腳跟著地者更容易對膝蓋造成負擔，但如果你屬於這兩種類型的跑者，這並不表示你的這些部位很可能會受傷，而是身為前

足著地者，你應該執行小腿肌力和阿基里斯腱的預防訓練，腳跟著地者則應該為了保護膝關節而鍛鍊，如果你是中足跑者，這同樣不代表你的處境就比較好——你是介於兩者之間，這不會讓你成為更厲害或更差勁的跑者。

前足跑是公認比較快的跑法，短跑運動員會用腳的前端著地，雖然許多菁英長跑運動員似乎也會，但在慢動作畫面中，往往會暴露出些微的腳跟著地。一項研究顯示，有80%的菁英跑者腳天生就會旋後，因此更容易用前足著地，而80%的休閒和社團跑者是屬於旋前足，所以自然就會用腳跟著地。不論前足還是腳跟著地，最重要的是你應該堅持用你覺得舒服的方式跑步，因為改變你習慣的方式也會增加受傷的風險，盡可能以目前學到的方式跑步，並在肌力與體能訓練計畫上更加努力，不過還是要「注意」腳是如何著地的，因為你需要辨識出應力會影響到你身體的哪些部位，並準備好在相關部位做加強，再者，要注意到你的著地姿勢可能會在跑步過程中改變：如果你正朝終點線衝刺，著地的部位可能會從腳跟變成前足。

有目標的訓練能讓你適應你的自然跑步方式，也能讓你跑得更快，如果所有想改變方式的跑者都對肌力與體能訓練同樣有決心，那麼腳的著地點或許會成為一個爭論不休的話題。

## 過高活動度和過低活動度

作為一名跑者，你可能會碰上無數種情況，在此我只會單純提到柔軟度範圍的兩個極端。過高活動度（Hyperactivity）這種症狀是由於結締組織中的膠原蛋白含量較少，造成關節過於靈活；過低活動度（Hypomobility）則相反，結締組織的膠原蛋白含量異常地高，這通常表示伸展沒辦法帶來什麼短期效益，活動度過低者可能也做不到彎腰碰腳趾這個動作。

如果你的關節活動度過低，你需要儘可能伸展，這可能會不太舒服，但至少嘗試獲得一點點進步，甚至可以去上瑜伽課。

而如果你的關節活動度過高（像是我女兒），或許你還有個派對花招，把腳舉到頭後面，或吃到自己的腳趾（我知道很噁，但我看過有人這麼做）。但如果你的關節活動度過低，我會建議你努力用滾筒按摩肌肉，並使用本書提到的肌力鍛鍊，對你來說會比伸展有益。從定義來看，過高活動度代表你可能「過於靈活」，建議你完全避免伸展，可能讓軟組織（包括肌腱和韌帶）保持緊繃。

## 跑鞋

　　在過去十年或更久遠的時間裡，鞋類製造商經歷了 180 度的大轉變，有一陣子，所有人都選擇了有各種傾斜內側支撐的鞋子來「消除」旋前，從現在看來會覺得非常瘋狂，旋前是足部力學和負荷承受能力必要的自然生理動作，隨著鞋子越變越重，造成的傷害可能比解決的更多，然後轉眼間，極簡鞋款蔚為流行，這種翻轉為像我這樣的物理治療師帶來驚人的收入成長。事實上，許多製造商在一夜之間默默地把鞋子的跟尖差（Heel to toe drop）從超過 12 度降低到了 4 至 8 度，這樣的影響非常巨大，對所有跑者來說也很不幸，結果就是我的診療日程排滿了下肢受到運動傷害的病患。這也讓許多醫療保健專業人士突然開始宣稱自己是「跑步專家」。

　　事實上，每個人都是獨立的個體，你的腳型就跟指紋一樣獨特，你的跑步技巧是隨著時間累積而成的，是你小時候對跑步的感受，加上你透過觀察來模仿你最喜歡的運動員的移動方式。不管怎樣，多年來你已經在不知不覺中經過磨練，擁有了跑步的技能，沒有一雙鞋的影響力比得上擁有一位優秀的教練，教練會知道如何在漫長的時間裡做出細微的調整，那將對你的技巧有益，而不是徹底改變它。

　　你還有其他因素需要考量，包括：

▶ 地形：如果你主要是跑馬路和小徑，你可能要考慮有避震設計的鞋子，以減輕反覆的衝擊，而在另一方面，鞋底紋路在越野跑中通常是在濕滑路面上提供抓地力的關鍵因素。

▶ 著地點：如果你是腳跟著地者，在腳跟處有額外避震設計的跑鞋能提供更佳的舒適度，還能把衝擊的傷害降到最低。

▶ 距離：對於跑半程馬拉松或更遠距離的跑者來說，一定程度的支撐和避震效果在路程後期往往能帶來較強持續力。

▶ 體重：如果你的體重是 80 公斤或以上，你的腳踝跟雙腳會承受相當大的壓力，所以務必確保你的跑鞋能提供支撐與避震。

▶ 舒適度：這可能是最重要的考慮因素，確保鞋子穿起來是舒服的，要在店裡試穿，可以的話也能在跑步機上跑跑看。不要選太緊的鞋子，因為跑步時腳會腫脹，要在腳趾的地方留一公分的滑動空間。

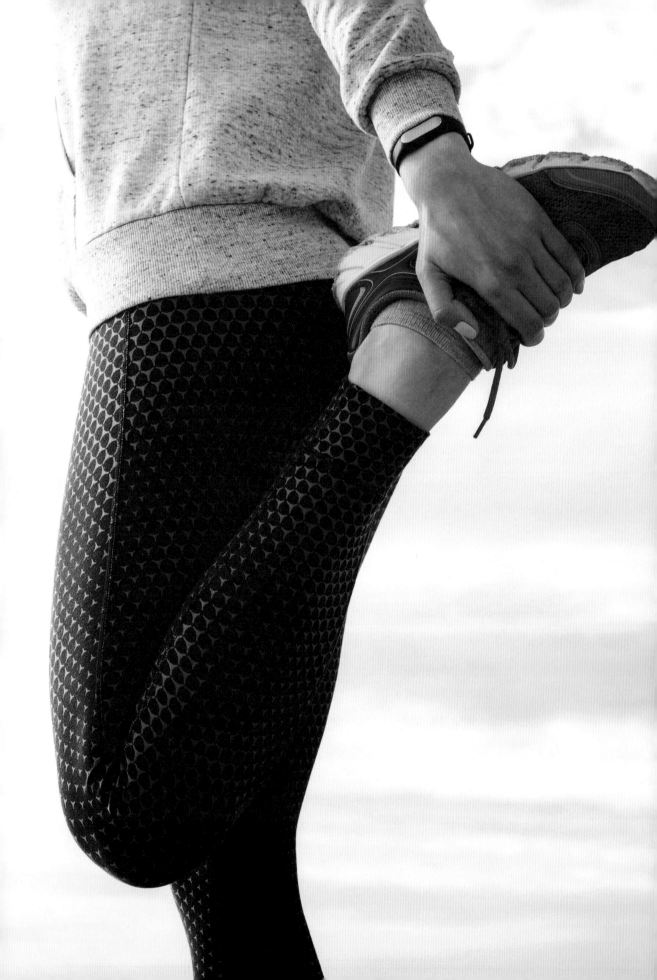

## 第三章

# 伸展介紹

　　什麼是好的伸展？也許是當你早上起床打哈欠，展開雙臂迎接今天的到來時，感覺很舒暢，或是當你拚命伸手想拿到架子最上層的一罐豆子時，感覺會稍微有點疼痛，重點在於程度。伸展其實只是把肌肉延伸到習慣的活動範圍之外，這取決於該肌肉的功能及柔軟度——可以延伸、彎曲或轉動的程度。

　　就如本書的描述，伸展是把四肢擺出特定姿勢的過程，以便將肌肉和相關軟組織的可用長度提升到最佳狀態，伸展有許多益處，包括減少肌肉緊繃、增進肌肉協調性和促進全身血液循環，不過對我們作為跑者的協調能力來說，最重要的是伸展能增加關節活動範圍。

　　伸展主要聚焦於肌肉，因為肌肉是活動範圍中最重要的因子，骨骼和關節對柔軟度有些許影響，但我們幾乎無法鍛鍊這兩個部位，而韌帶、肌腱、皮膚、疤痕組織也會對伸展過程產生反應，獲得更大活動範圍的關鍵因素在於肌肉和結締組織的伸長，每條肌纖維都是由許多稱為肌節（Sarcomere）的細胞所構成，伸展的目的便是釋放每段肌肉中的緊繃。

　　解釋伸展的科學相當複雜，有些領域依然有許多爭議，但以我們的需求來說，了解一些基本知識就已經足夠。藉由伸展，我們可以發展肌肉和神經系統之間的關係，神經末梢分布於所有肌肉和肌腱中，當肌肉承受應力時，就是這些神經以感到不適、疼痛和抵抗的方式來發出警報，透過伸展，我們能讓神經系統知道它能承受更大的肌肉應力，而不必發出這些警報。

　　透過定期的伸展訓練，可以在肌肉和相關組織內引起許多變化，像是肌肉緊張度降低、肌肉功效提升，能用更少的能量重複進行相同的伸展動作，到肌肉的血流量也會增加，能將必要營養的供給提升到最高，並減少會導致肌肉痠痛和疲勞的乳酸（廢棄產物）堆積。

正如上一章所述，在跑步的過程中會有許多肌群在運作，包含一系列的關節屈曲和延伸，柔軟度是減少受傷和提升表現的重要元素，而改善柔軟度最簡單的方法，就是伸展會使用到的相關肌肉和容易受傷的肌肉。

## 伸展介紹

安全地伸展有很多種方式，各有其優點和效果，適用的情況和目標也不一樣，各種形式的伸展基本上可以分為動態和靜態兩種，分別是在有移動或沒有移動的情況下進行。

### 動態伸展

動態伸展的特點是過程中會移動，包含在全活動範圍中讓關節和肌肉進行溫和且能夠掌控的移動，通常是模擬進行特定運動或活動時會表現出的動作，這些動作有助於主動繃緊肌肉，還能提高肌肉的溫度、降低肌肉的僵硬程度。動態伸展的例子包括來回擺動手臂或高抬膝行進，這些動作相對安全，因為肌肉是在活動範圍內移動，不會有受傷或撕裂的風險，讓動態伸展成為跑步前熱身的完美伸展運動。

### 彈震式伸展

這是體操運動員、舞者和一些菁英運動員在他們從事的運動中需要使用的一種動態伸展方式，彈震式伸展（Ballistic Stretching）會運用身體部位或手腳移動的動量，促使這些部位超出正常的可用活動範圍，由於這種伸展方式伴隨著受傷的高度風險，所以不建議跑者使用。

### 靜態伸展

靜態伸展是許多人普遍認為的伸展方式：讓肌肉伸展到有些許不適的程度，然後維持一小段時間，通常是 30 到 60 秒左右。能正確執行的話，靜態伸展相對來說比較安全，能夠提升你的柔軟度，靜態伸展的範例之一是你在本書 139 至 141 頁會看到的一個大腿後肌伸展動作。

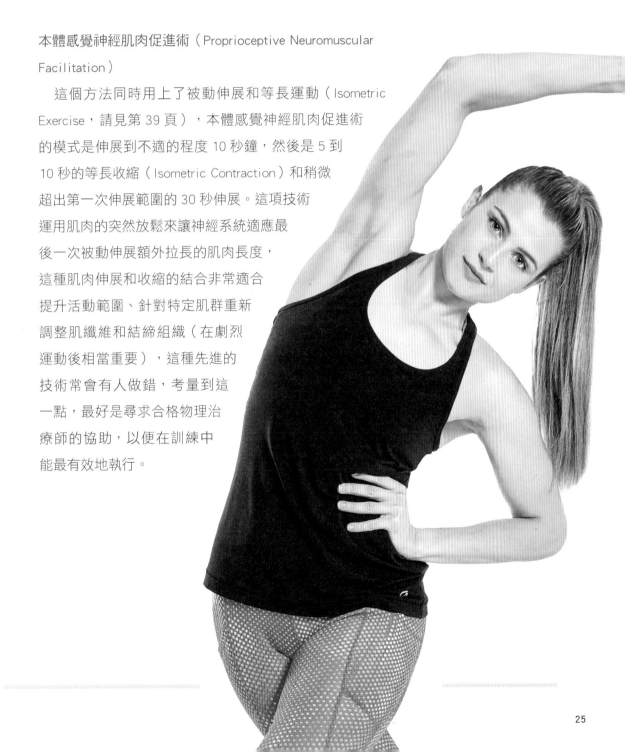

## 被動伸展

被動伸展（Passive Stretching）屬於靜態伸展的一種，你要讓身體處於一個不需出力就能維持住的姿勢，過程可能會用上像是牆壁或地板這類簡單的輔助，但通常還需要你用一隻手、一位夥伴，或健身球等道具來維持姿勢。被動伸展是一種非常安全的方法，因為過程中不會急遽移動，而且也不太可能會使肌肉超出極限。

## 本體感覺神經肌肉促進術（Proprioceptive Neuromuscular Facilitation）

這個方法同時用上了被動伸展和等長運動（Isometric Exercise，請見第 39 頁），本體感覺神經肌肉促進術的模式是伸展到不適的程度 10 秒鐘，然後是 5 到 10 秒的等長收縮（Isometric Contraction）和稍微超出第一次伸展範圍的 30 秒伸展。這項技術運用肌肉的突然放鬆來讓神經系統適應最後一次被動伸展額外拉長的肌肉長度，這種肌肉伸展和收縮的結合非常適合提升活動範圍、針對特定肌群重新調整肌纖維和結締組織（在劇烈運動後相當重要），這種先進的技術常會有人做錯，考量到這一點，最好是尋求合格物理治療師的協助，以便在訓練中能最有效地執行。

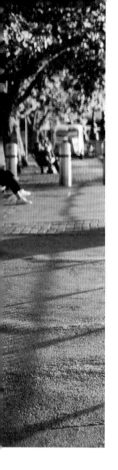

## 選擇正確的伸展方式

### 熱身

自 21 世紀初以來，大家普遍能接受的是任何熱身都應該從一系列動態伸展開始，這類伸展運動應該要流暢、不間斷且小心進行，可能包括快走、弓箭步、高踢腿、後踢臀和抬膝，這些熱身動作應該在跑步或鍛鍊前進行。

過程中會移動的輕微伸展可以提高肌肉的溫度、改善血液循環，藉由模仿跑步會用到的動作，你能透過讓肌肉接近但不出超出需要的活動範圍來讓肌肉做好準備，動態伸展還能讓你的全身都準備好運動，讓需要一起運作或提供支撐的肌肉熱起來，並在你展開更劇烈的活動前調節你的平衡和協調性。

在動態伸展完成之前，不應該在你的熱身中加入靜態伸展，除非有特別緊繃的肌肉部位需要注意，不然在熱身階段做靜態伸展幾乎沒什麼好處，在肌肉熱起來前造成肌肉損傷的風險也會增加，有些研究甚至推斷，在活動前的被動伸展會因為對關鍵肌肉部位施以過大壓力並減低肌力，進而影響表現。

### 在活動中

沒有人想中斷跑步，並花寶貴的時間做伸展，但在某些時候——尤其是在馬拉松這種長跑比賽中——為了讓跑者能繼續前進，這可能是必要之舉，可以在跑道旁做一些簡單並針對特定部位的靜態伸展、主動伸展，甚至是按摩，這也許能大幅減輕疼痛，在馬拉松比賽中，受到輕微疼痛所困的跑者常會使用這種方法，雖然不理想，但很常見。

### 緩和運動

在訓練或跑步結束後 5 到 10 分鐘的冷卻期，可以讓心率和血壓逐漸恢復到運動前的狀態，這有助於排除肌肉中的乳酸，進而降低抽筋或肌肉痙攣的可能性。在短暫溫和、強度降低的動態伸展後，應該進行靜態伸展來放鬆在活動時緊縮的肌肉，伸展能幫助這些肌肉恢復到休息長度（Resting Length），並減少肌肉僵硬和受傷的可能性。

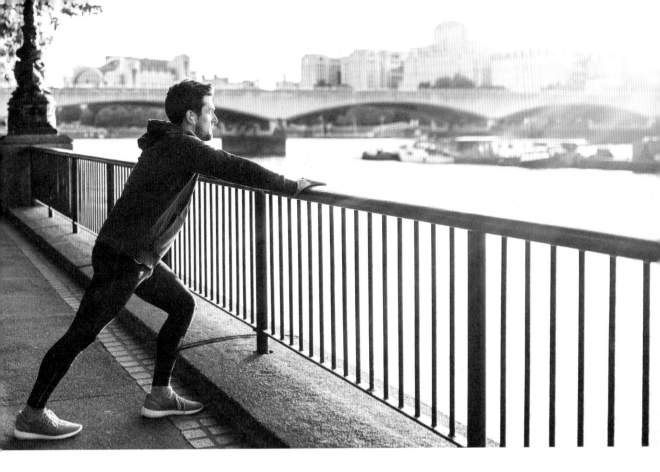

## 肌力與體能訓練

　　雖然跑者需要具備一定程度的柔軟度訓練，但也需要針對跑步的肌力與體能訓練，固定在健身房鍛鍊可能會讓你變強壯，但不一定會讓你成為更厲害的跑者：你可能會在跑步不會用到的部位練出笨重的肌肉，或是柔軟度提升到一定的程度，導致重要的關節在移動時不穩。跑步這種運動會對特定肌肉部位造成大量負擔，任何鍛鍊都必須經過考慮和指導。

　　雖然最普遍的伸展方式顯然是靜態伸展，但我們可以追求精準，研究被動伸展和本體感覺神經肌肉促進術。主動伸展（Active Stretching）能維持關節的柔軟度，但更劇烈的伸展才能對活動範圍產生影響。

## 受傷

　　如果你的狀況已經超出輕微的肌肉疼痛，應該馬上停止或盡可能減少讓疼痛部位承受應力的活動，如果還是很痛，或是休息過後也沒有好轉，建議在伸展前先去找物理治療師，當傷勢減輕，或是在物理治療師指定的療程下，你的復健計畫中很可能會包含動態和靜態伸展的組合，以及強化鍛鍊。

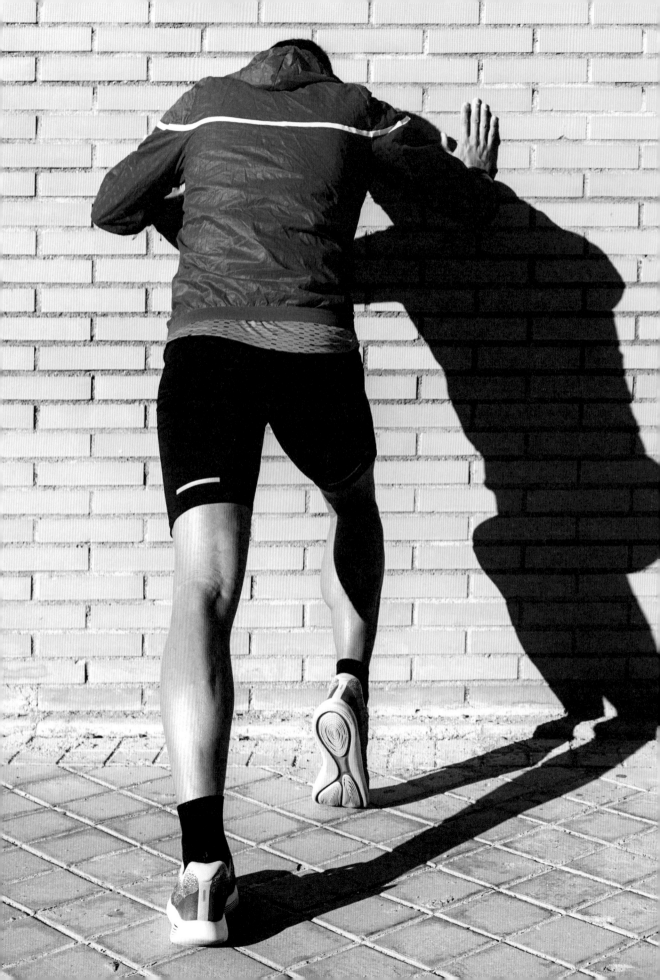

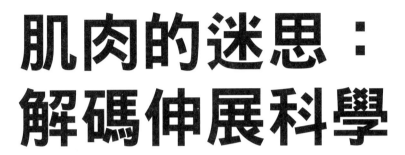

第四章

# 肌肉的迷思：解碼伸展科學

　　物理治療的世界瞬息萬變，在過去 50 年裡，人們對於伸展的看法徹底改變，並隨著年復一年出現的新理論加以調整，物理治療師肩負著要讓知識與時俱進的職業責任，但這對社團和休閒跑者來說比較困難，他們很容易得到過時、甚至是缺乏根據的資訊，所以似乎有必要檢視幾個關於伸展常見的老生常談，看看其中有多少科學根據。

▶ 迷思：**在跑步前伸展，將有損你的表現**

　　沒有證據顯示在熱身時做動態伸展會有損表現，但這麼做肯定會對心理和生理帶來一些正向的影響，讓身心準備好活動。而且有些研究指出，伸展可能可以稍微增加力量，不過靜態伸展的情況正好相反，靜態伸展對表現無益，甚至它還會對肌力、力量和耐力產生負面影響。

▶ 迷思：**跑步前不需要伸展，跑完才需要**

　　如前一章所述，建議在任何跑步運動前先進行動態伸展熱身，由於有足夠的科學證據顯示伸展能幫助預防受傷，還能讓你快速進入「巔峰狀態」，這肯定是最有力的論點，所以有何不可呢？這種迷思可能是因為活動前的靜態伸展不會帶來什麼好處，然而在跑完步後，關於動態和靜態伸展在預防關節和肌肉痠痛方面的效果仍有一些爭論。

**▶ 迷思：伸展會使你受傷**

若是正確執行，並保持應有的小心和謹慎，動態伸展和被動伸展都應該是安全無虞的活動，伸展不應該是痛苦的，如果真的受傷了，通常是因為身體的姿勢不對、勉強伸展已經受傷或冷卻下來的肌肉，或是在伸展時用力過度。

**▶ 迷思：我們跑步社團裡跑最快的傢伙從來不做伸展，也從沒受傷過，所以我也不做伸展了**

有些跑者天生幸運，有些跑者則得透過肌力與體能訓練和穩當的準備來創造自己的好運，每個人的膠原蛋白密度也都不一樣（請見第 20 頁），代表有些人需要比其他人做更多伸展。說到跑步，人們生來就不平等，有些人比其他人更容易受傷，而一旦受了一次傷，如果處理不當，未來還會受更多傷。同樣地，伸展無法保證你不會受傷，但它能減少受傷的機率，也能幫助你更快復原。

**▶ 迷思：可能會過度伸展（Overstretch）**

是有可能發生的，但這個問題並不會經常發生，而且很容易就能避免。如果你沒有充分熱身，或是沒有專心鍛鍊和小心伸展，就可能會過度伸展，過度伸展通常發生在肌肉或關節被推到遠超出正常活動範圍的時候，例如在打壁球時伸手去擊球之類的動作──這可能會造成肌肉組織拉傷、發炎或撕裂傷等等，過度伸展可以在掌控之下透過進行謹慎且漸進式的伸展來避免，當你開始感覺肌肉緊繃和非常輕微的不適時就要停止。

**▶ 迷思：只有在跑步當天才需要伸展**

跑前和跑後的伸展運動可能是很棒的準備工作，可以避免肌肉僵硬，但為了讓肌力與體能訓練獲得成效，你需要投入一定程度的心血。如果你想提升表現，你應該每週進行二到三次，每次 30 分鐘的鍛鍊，最好是在跑步的幾天過後進行，因為任何一項活動都不該使你在另一項活動中表現不佳，把休息日納入日程表也很重要，你的肌肉需要時間自我修復，而

這正是肌肉真正開始強化的時候。沒錯,菁英跑者每天訓練兩次,但他們是用了數年時間才走到這一步,並避免背靠背訓練。

### ❯ 迷思:肌力訓練會讓我變成大塊頭

肌力訓練的目的是讓肌肉變強壯,不一定是讓肌肉變大。你的肌肉可能很健壯,但不像健美運動員的肌肉那麼巨大,這有兩個基本原因,首先,你要做的是低阻力訓練,而不是要讓肌肉變大所需的猛烈重訓;其次,跑步這項運動會抵銷肌肉增長的效果,健美運動員不跑步,他們會特別吃東西來刺激肌肉生長,而你正把那股能量用在跑步中。

### ❯ 迷思:用按摩滾筒比伸展簡單,也能提供相同的益處

按摩滾筒法 (Foam Rolling)——用一個輕量的壓縮發泡材料圓柱來回按壓拉伸,並專門用於肌肉緊張的區域,非常適合治療緊繃的點和肌肉結節 (Knot)。伸展和使用按摩滾筒的益處確實有部分相同,但對於多數人來說,只有伸展能改善並增進活動範圍和柔軟度,不過關節活動度過高的人,可能會被建議避免過度伸展,而是用按摩滾筒來改善他們的肌肉。

### ❯ 迷思:我會去上瑜珈課,所以我不需要做伸展

瑜珈運用溫和的伸展來增進柔軟度,有些姿勢對肌力來說也是很適合的挑戰。對於追求整體健康的人來說,瑜珈是很好的輔佐,但對於想跑得更快的人來說,一般瑜珈課可能無法提供夠多特定的伸展和肌力強化,跑步的肌力與體能訓練著重於活動範圍,而瑜珈則聚焦於柔軟度;跑步步態取決於肌肉的彈性和肌力中產生的能量,這需要具有針對性的肌力訓練和一般的伸展運動。

> **「在過去50年,人們對於伸展的看法有了徹底的轉變。」**

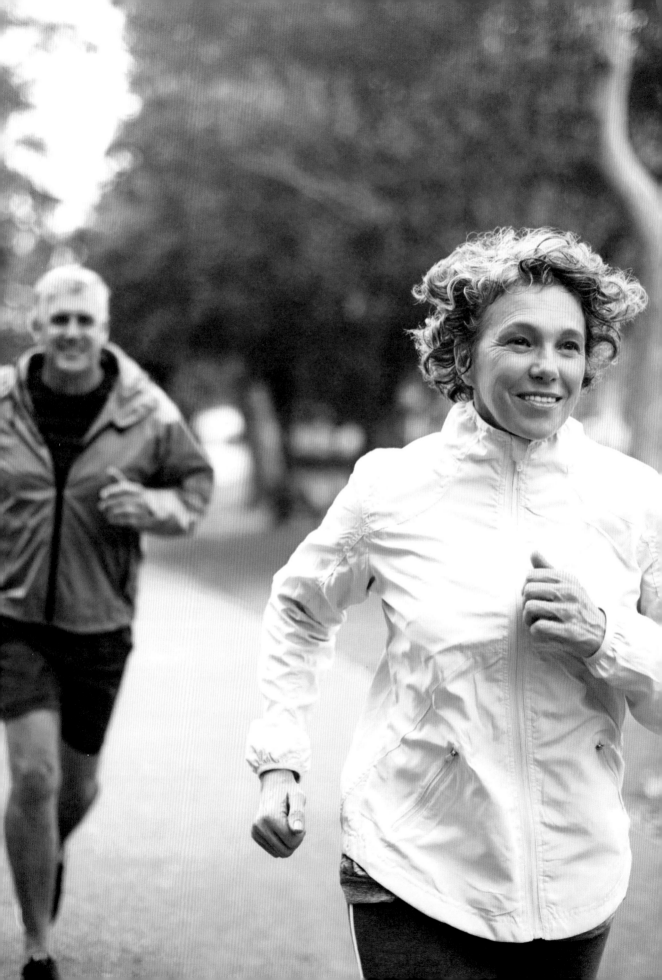

## 第五章

# 肌力訓練

　　重量訓練許多年來都被認為會對跑者造成適得其反的效果，你為何要增加笨重的肌肉？與出門辛苦地跑步相比，健身和增強肌肉似乎是因為虛榮，不過隨著時代和價值觀的改變，並不是所有訓練都一樣，跑者意識到他們可以增強肌肉，不是為了練出壯碩身材，而是為了變成更強壯、更迅速的運動員。

　　肌力訓練是一種有目標的運動形式，能提升肌肉的力量、耐力，以及達到精瘦的肌肉量。過程中，肌肉會經歷比平常更費力的鍛鍊，多數為重物（包括人體）的移動或拉舉支撐——像是抱小孩或爬樓梯都可視為某種形式的肌力訓練，但我們關注的是針對跑者有益的目標部位或肌群的特定鍛鍊。

**❝跑步仰賴著許多
不同種類的肌力：力量、敏捷性、
耐力和爆發力等，這些都能透過
肌力訓練來提升。❞**

## 肌力

　　肌力的定義是一塊肌肉或一個肌群在單次鍛鍊中能產生的最大力量（《運動生理學》〔Physiology of Sport and Exercise〕，Kenny, Wilmore, & Costill, 2015），這要仰賴肌纖維的大小和神經激發肌纖維的能力。肌力最簡單的表現方式是舉重：當你舉起 90 公斤的重量，你便是表現出舉起 45 公斤力量的兩倍，不過我們在日常生活和運動中對肌肉的運用並不侷限於單一的方式或簡單的動作。肌力可以用不同的專有名詞來定義，包括：

　▶ **力量**：如前所述，一塊肌肉或一個肌群能夠產生的力的強度。

　▶ **敏捷性**：改變身體方向的能力——結合了平衡、速度、肌力和協調性，需要肌肉在多平面的環境中運作。

　▶ **耐力**：能長時間維持一定肌肉力量強度的能力。

　▶ **爆發力**：在最短的時間內產生最大的力。

## 肌力對跑者有何功用？

　　即便是如此簡單的定義，也很明顯就能看出跑步仰賴著其中許多肌力種類，具體來說，肌肉力量是決定你能對地面施以多少力的關鍵；敏捷性對於平衡和姿勢是不可或缺的；爆發力能驅動你的彈性；耐力對於維持高效率跑步動作必不可少。

　　以上這些肌力種類的效果取決於身體的一些特徵，包括肌肉能夠使出的力量、氧氣和營養供給的效率、肌肉在執行重複性作業的恢復力，以及神經激發肌纖維的能力——這些都能透過肌力訓練加以提升。

　　跑者的肌肉和結締組織的力量也是避免受傷的主要因素，跑步會讓髖部、膝蓋和許多其他關節承受很大的應力，而正是肌肉、結締組織和支撐肌群的力量讓我們能承受持續的衝擊，並維持核心平衡，進而防止身體對脆弱的部位施以過多壓力。

## 阻力訓練（RESISTANCE TRAINING）

雖然許多健身房的舉重器材都是專門為肌力訓練而設計，但這些器材往往會讓你練出只能獨立運作的「愚笨」肌肉，而跑者需要的是有多種用途的肌力，所以這本書將介紹能用最少器材進行的簡單訓練，這類鍛鍊會運用體重，例如踮腳尖、捲腹和單腳深蹲，或是使用很容易取得的器材，像是彈力帶、健身球或自由重量。

這些鍛鍊的效果取決於在一次訓練中重複許多次——這會用「重複次數」（Repetitions）來解釋，代表完整的一次伸展或鍛鍊動作；「負荷（Load）」代表使用的重量或阻力大小（這就像每個人的眼鏡一樣各有不同度數，不能由一本書來規定）；「組數（Sets）」，指完成一組重複次數加上極短的休息。所以你要執行一項鍛鍊數次、重複數組，花時間在這些次數範圍中試驗出適合的負荷。

### 漸進式超負荷

肌力訓練的神奇祕方是「漸進式超負荷（Progressive Overload）練習」：讓你的肌肉透過更激烈地運作而增強，這是影響訓練成果最重要的因素，概念來自於一個很簡單的事實——也就是除非被迫改變，否則你的身體根本不會改變。為了讓肌肉增強，它必須適應比以前經歷過更大的張力，這可以透過增加重複次數或負荷，或是減少組數之間的休息間隔來達到。如果你想專注提升肌力，最為有效的方法是增加鍛鍊次數、縮短組間休息，以及減少負荷。

> **❝漸進式超負荷是影響訓練成效最重要的因素……事實很簡單，除非被迫改變，否則你的身體根本不會改變。❞**

"肌力訓練能提升
跑步速度中所有
重要元素。"

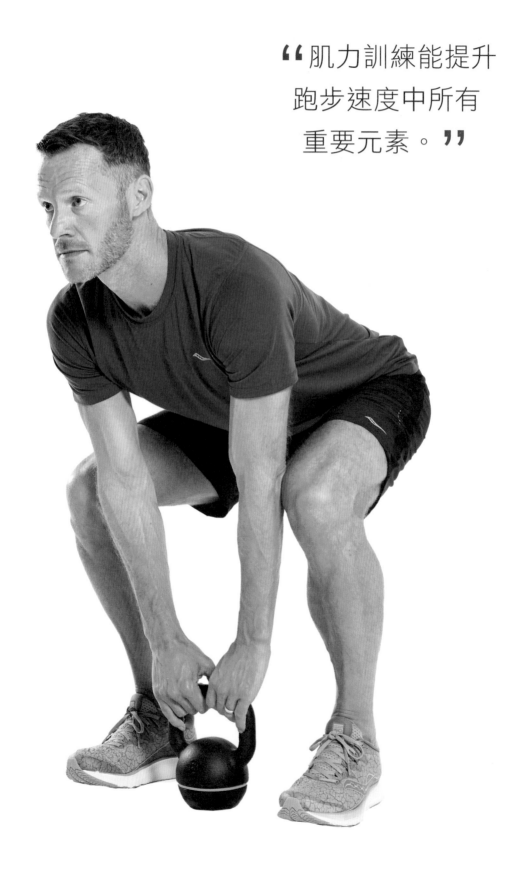

漸進負荷的鍛鍊計畫一般來說會有持續至少 36 小時的潛伏反應（Latent Response），這代表肌肉內的蛋白質需要時間來合成，而在這段時間重複相同的訓練可能會阻礙合成效果，所以應該避免在此期間以同樣的方式（例如高重量、低次數）鍛鍊相同的肌肉。這個潛伏反應是延遲性肌肉痠痛（Delayed Onset Muscle Soreness）在激烈的訓練或比賽兩天後會比隔天早上更嚴重的其中一個原因，跑者可以每天訓練，甚至每天訓練兩次，只要他們的計畫有考量到這個因素，像是把高負荷的重量訓練與當天稍晚的恢復跑（Recovery Run）結合，而不是再去健身房。

## 提升表現的肌力訓練

無庸置疑地，對於缺乏肌力訓練的跑者來說，伸展和舉重的訓練計畫幾乎肯定能提升長期表現，這是因為肌力訓練會提升能讓你跑得更快的所有重要元素，你會希望透過肌力訓練在幾個關鍵的領域取得進步：

▶ **核心力量**（Core Strength）：在跑步時，腹肌和背部肌肉的工作是穩定上半身，如果這些肌群無法有效地做到，身體就會用其他動作來補償，這會導致步態效率低落、降低蹬地的力量。

▶ **無氧動力**（Anaerobic Power）：這能增加肌肉在沒有足夠氧氣，以及有乳酸生成的情況下的運作能力。在清除廢物或至少有效地處理廢物方面，你會變得更有效率，代表你能更長時間地維持更高的運動強度。

▶ **神經肌肉效率**（Neuromuscular Efficiency）：發展神經系統能使所有相關的肌肉達到更好的肌間協調（Inter-muscular Coordination），進而產生更大的力。

▶ **跑步經濟性**（Running Economy）：肌力、神經反應和柔軟度的提升，讓你的每一步都能更有效率地運用能量。

▶ **爆發力**（Power Development）：爆發力的增加能賦予跑者更多力量，這能帶來許多好處，包括能以衝刺收尾。

## 預防受傷的肌力訓練

受傷可能會妨礙你的跑步、對身體其他部位造成傷害，甚至完全無法跑步。就每週跑 80 公里而言，你可能是個強壯的跑者，但如果你不投入時間強化身體，在未來某個時刻你肯定會付出代價。量身打造的肌力訓練不能保證這種情況不會發生，但肯定會讓你更不易受傷，以下是肌力訓練對其有益的關鍵領域：

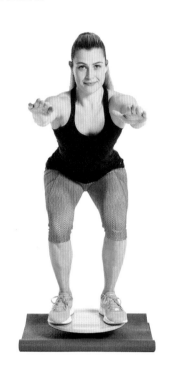

▶ **姿勢**：身體自然會發生某些不平衡，像是兩腳膝蓋彎曲的程度不均，或是某些肌肉變得太強壯，甚至壓過其他肌肉，透過訓練改正這些失衡，能降低這些關節、韌帶和肌肉在應力下受傷的風險。

▶ **健壯的結構**：肌力鍛鍊能提高骨骼、韌帶、肌腱跟肌肉承受跑步衝擊的能力，舉例來說，發達的腹肌和背肌會使核心強壯有力，有助於保護脊柱。

▶ **肌群**：藉由針對跑者的關鍵肌群做肌力訓練，可以強化像是外展肌、臀肌、大腿後肌、股四頭肌和髖屈肌等部位，進而降低受傷的機會，包括脛前疼痛（Shin Splints）、足底筋膜炎（Plantar fasciitis，發生於腳底、足跟和足弓周圍的疼痛，英文名稱越來越常被稱作 Plantar fasciopathy）、跑者膝（Runner's knee）或髂脛束症候群（Iliotibial Band Syndrome）。

▶ **平衡**：強壯的核心對平衡至關重要，但身體的自然平衡感——本體感覺也同樣重要，對於這方面的訓練可以減少因不穩定而受傷的風險，尤其是那些在地面不平坦處跑步的跑者。

▶ **骨骼強度**（Bone Strength）：跑步對於骨骼的保養及生長有益，骨密度（礦物質的密度）會隨著訓練負荷增加而提升，你還能透過跑步，讓骨骼沿著應力方向增強，包含特定肌力訓練的鍛鍊也會增加骨密度。值得注意的是，骨骼重塑的週期是 6 到 12 個月，所以可能一段時間後才會注意到訓練的好處。

## 肌力訓練的種類

阻力訓練可以是向心收縮（Concentric Contraction）或離心收縮（Eccentric Contraction），向心運動是隨著關節角度增加而縮短肌肉的收縮，離心運動是隨著關節角度縮小而拉長肌肉的收縮，在鍛鍊中，離心的部分通常是回歸原本的姿勢，以伏地挺身這個例子來說，向心是你把自己往上撐起時打直手臂的部分，而離心則是身體往下的部分，多數鍛鍊兩者都會涵蓋。

以下是三種肌力訓練的關鍵類型：

1. **等張訓練**（Isotonic Training）：包括向心和離心運動，肌肉的長度會發生變化，這種訓練的目的是藉由在活動範圍中以不斷變化的速度移動固定的重量來增加肌力、力量和耐力，通常會涉及推、拉、舉起和放下的鍛鍊，而阻力則是重力、重量或運動器材。

2. **等距訓練**（Isometric Training）：這種訓練向心和離心運動都不包含，而是會讓肌肉保持靜止，常見的例子是平板支撐（Plank），在執行時你會維持伏地挺身的姿勢一段時間。

3. **增強式訓練**（Plyometric Training）：通常涉及不同的跳躍，像是從地面起跳或從高處跳下，藉此激發特定肌肉的快速向心運動，接著是快速離心運動，這樣有助於產生快又強烈的肌肉反應，通常用於提升特定肌群的柔軟度和肌力，但主要是為了增強力量。

## 訓練與距離的搭配

建立你自己的肌力訓練計畫取決於你在訓練方面的體能強度、你身體的哪些部位最弱，以及你在跑步中想達成什麼目標，也會因為你想跑的距離而有所不同，詳細內容請見第 15 章的 215 至 219 頁。

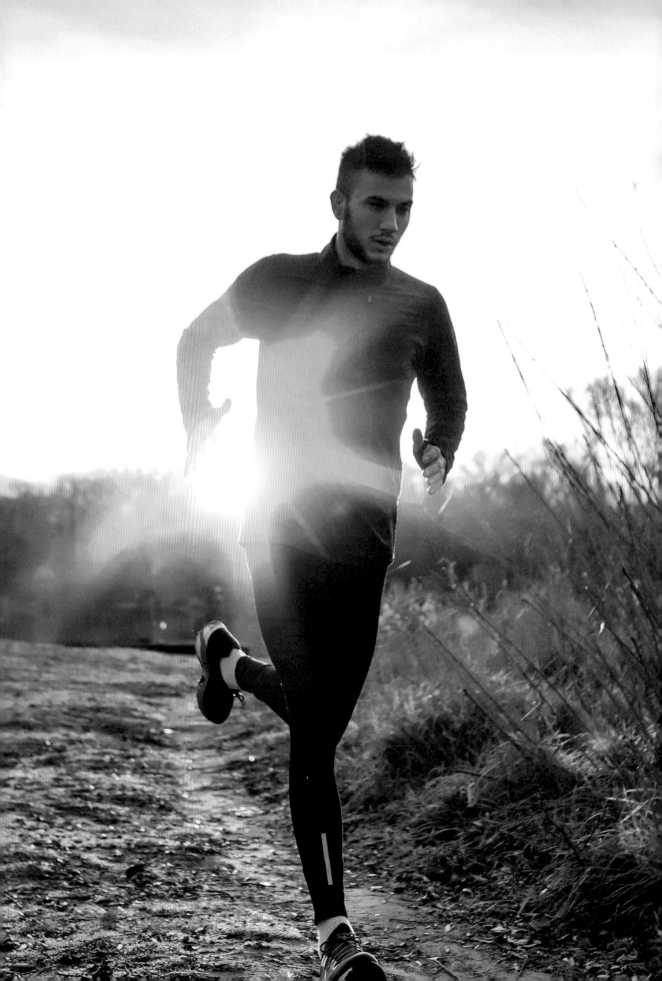

第六章

# 解剖構造與生理學

　　上過物理治療課程的人都會知道，人體不是一個簡單的構造，阿基里斯腱、脛部或膝蓋問題的任何成因，都很少侷限於單一部位，它們仰賴骨骼、關節和肌肉的結構，這些結構必須各司其職，避免在最薄弱的區域或應力點施加過大壓力。

　　人體包含了206塊大小不一的骨頭，這些骨頭構成了身形，讓身體擁有穩定性，每塊骨頭的相接之處是關節，關節能進行一定程度的活動，從固定不動、部分可動，到能自由活動都有。自由活動的關節是由軟骨提供緩衝，軟骨是一種柔軟的海綿狀組織，由韌帶所連接，而韌帶是一種稍微具有彈性的強韌纖維狀組織，能提供穩定性。骨頭和關節共同組成骨骼，也就是肌肉的架構。

　　雖然有心肌（心臟）和平滑肌（器官），但與人體運動有直接相關的是骨骼肌（Skeletal Muscle），骨骼肌是透過肌腱附著在骨骼上的纖維組織群，能聚攏（收縮）或放鬆至正常大小。肌肉為了運作，需仰賴身體其他部位，如大腦、脊髓和神經，這些部位將訊號傳送到肌肉中的纖維，指示肌肉收縮，收縮的強度則取決於有多少肌纖維接收到訊號。

　　在收縮時，肌肉會變短，並拉動附著的骨頭，使其外展（遠離身體）、內收（往身體靠近）、旋轉（以一個軸心點轉動）或環動（從一個點以繞圓的方式移動）。

　　肌肉的屈曲和伸展通常會造成不對稱的運動，例如，當二頭肌彎曲時，下臂（橈骨和尺骨〔Radius, Ulna〕）會移動，但上臂的骨頭（肱骨〔Humerus〕）不

會，肌肉只能拉或放鬆，不能推，因此大多數肌肉都是成對或成群地運作（例如二頭肌能彎曲手肘，三頭肌〔Triceps Brachii〕則是伸展手肘），並以其他肌肉輔助，這些肌肉在身體活動時能維持收縮，或是讓身體的其餘部位保持不動，肌肉能否有效運作取決於幾個因素，其中一些能透過訓練來提升。

訊號從大腦經過神經、纖維和受體傳遞到肌肉，一定有一條有效的神經路徑，神經系統的適應性稱為「神經可塑性（Neuroplasticity）」，這在我們如何調適，以學習新技能時非常明顯，像是用腳跟踢足球。當我們在一個訓練計畫中重複一個新動作時（例如本書介紹的某個伸展運動），我們的神經系統會提升對該動作的學習，快過肌肉增強的速度，因此，初期的進步跡象可以歸功於神經系統的適應，而不是肌肉的增強。

肌肉也必須變得強韌，跑者的小腿後肌每英哩會抬起腳跟約1200次，阻力運動能讓肌纖維變粗，進而增加肌肉量、肌力，以及肌肉組織的彈性，而雖然有氧運動是提升肌肉利用氧氣和其他能量來源效率最好的方法，但無氧運動（如肌力訓練）對於像短跑這類高強度的活動也非常有效。

由於身體的移動需要相對應的肌群共同合作，在理想情況下這些肌群需要保持平衡，但身體前側（Anterior）的肌肉通常比後側（Posterior）的肌肉更強壯。舉個例子，大腿後肌總是比股四頭肌更弱，尤其是坐辦公室或長時間坐著的人，而跑者經常變成「股四頭肌主導」，也就是過度使用股四頭肌，而非較弱的大腿後肌。

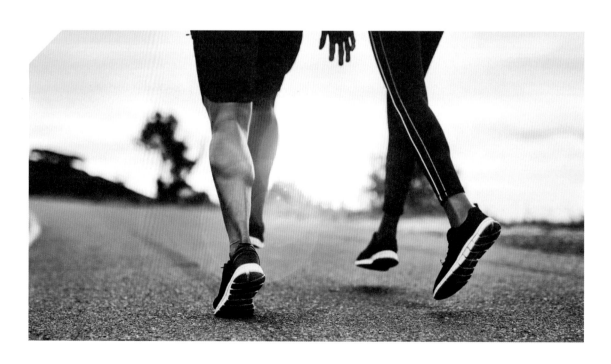

## 跑步使用的主要肌群

跑步的過程牽涉到全身上下一連串非常複雜的協調肌肉運動，以及以特定順序啟動許多大大小小的肌肉，有些肌肉負責讓身體往前推進，另一些則是讓身體保持直立。

腿往前移動時，關鍵在於大腿前側的股四頭肌，它是身體最大、最有力的肌群，能幫助你彎曲髖部、伸直膝蓋，然後股四頭肌的對應肌群──包含髖部和大腿後側的大腿後肌──會接著用於彎曲膝蓋，起到拉直髖部的作用。

當腳著地時，膝蓋、小腿後肌、腳踝、腳等由股四頭肌和大腿後肌支撐的部位，都必須吸收落地的衝擊力，小腿後肌和脛部既是煞車也是加速器，負責控制腳步著地，並提供彈力推進，往前的推動力包括小腿後肌和身體中段，該處的髖部肌肉和出名的「臀肌」，也就是屁股的肌肉，會伸展並拉直髖部。

所以對矯正跑步姿勢、避免受傷跟跑得更快的能力來說，這些肌群都極為重要，每個肌群都包含了完全不同的肌肉，而認識這些肌肉在跑步時的功能，能幫助我們理解照顧這些肌肉為何如此重要。

股四頭肌

臀肌

大腿後肌

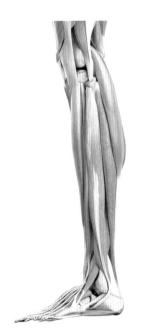

小腿的重要肌肉

## 小腿後肌

小腿後肌由三塊肌肉組成——內側和外側腓腸肌，以及比目魚肌。從膝蓋下方一直延伸到腳跟，腓腸肌是小腿後肌的最淺層（最接近表面）；比目魚肌則是小腿的深層肌肉，兩者的功能基本上相同，但腓腸肌附著在膝關節上方，比目魚肌附著在下方，這個不同在伸展時很重要，因為在伸展腓腸肌時膝蓋必須伸直，而伸展比目魚肌時膝蓋則要彎曲，比目魚肌不僅在日常生活中更常使用到——例如維持站姿，而且在伸展過程中也是經常被忽視的小腿肌肉。

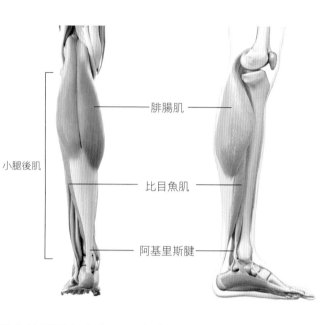

小腿後肌

腓腸肌

比目魚肌

阿基里斯腱

這些肌肉的基本工作是抬起腳跟，以及把腳往下指（蹠屈〔Plantar Flexion〕），這是蹬地和推進中一個極為重要的部分，腓腸肌和比目魚肌比股四頭肌、大腿後肌和臀肌小得多，但在跑步時，每英哩會將腳跟抬起大約1200次，有些研究聲稱，小腿後肌的運作需要比股四頭肌多出25%，不意外的是，小腿後肌經常勞累過度和疲憊，這會影響配速和步幅，也代表小腿的穩定性會下降，使阿基里斯腱、脛部、髖部和大腿後肌承受額外的應力。

小腿後肌還有一個更重要的功能，它掌握了小腿的循環，還被譽為「第二顆心臟」，將靜脈血液（使用過的脫氧血）從腿部送回心臟，小腿後肌每次收縮，都會迫使腿部大約70%的血液流回心臟，當小腿後肌放鬆時，腿中較深的靜脈會充滿血液。

## 腓骨長肌

如果你觸碰膝蓋下方外側，你會摸到一小塊骨頭：腓骨（Fibula）的頂部，沿著腓骨往下，它會消失在一塊肌肉下，也就是腓骨長肌（Peroneus Longus），這塊肌肉環繞著腳踝，其肌腱附著在腳底內側，它是穩定足部，並使足部變得僵硬、能夠蹬地的關鍵，在這個動作中，腓骨短肌（Peroneus Brevis）提供了輔助，它同樣從腓骨開始，但最後是附著在小趾根部，腓骨長肌和短肌構成了足部周圍「馬鐙」的一半，再加上內側的脛後肌（Tibialis Posterior），這些肌肉負責控制並引發腳踝和足部的內翻、外翻和蹠屈。

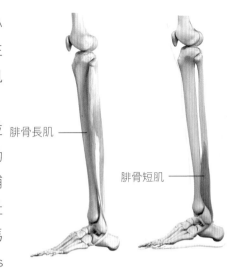

腓骨長肌 ——

腓骨短肌 ——

跑步時，這些肌肉和肌腱在著地和蹬地時會承受應力，如果腳是以外側接觸地面（旋後），腓骨長肌和短肌就必須在每一步持續運作，以保持平衡，它們也是防止腳踝往內翻轉的關鍵，但肌力通常比腳踝內側的肌肉弱，如果這裡的肌肉失去功能，可能會導致腳踝扭傷。

## 脛前肌與脛後肌

脛前肌沿著脛部前側往下延伸，就在脛骨外側，其肌腱從脛部底部往內側斜向穿過腳踝，附著在足弓處，加上脛後肌，便組成了腓骨長、短肌另一半的足部「馬鐙」，脛前肌的主要功能是讓腳踝背屈——腳往膝蓋的方向拉抬——但它也會在站立中期讓腳踝變硬，並在踝關節產生內翻，讓腳往內翻轉。

脛後肌深入小腿後肌內側，但它長長的肌腱從腳踝後側往下延伸到足弓，並附著在腳底，除了幫助蹠屈和往內翻轉腳踝之外，它的主要工作是幫忙支撐足弓。

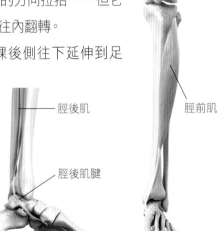

脛後肌 ——

脛前肌

脛後肌腱

脛前肌和脛後肌是與脛前疼痛最相關的肌肉，在虛弱無力時，脛後肌的負擔增加，尤其是在過度使用，或是在下坡路、不平的地面上跑步的情況下，無力和受傷也可能是肌肉排列不正常，或是核心穩定性不足所造成的。

## 臀部肌肉

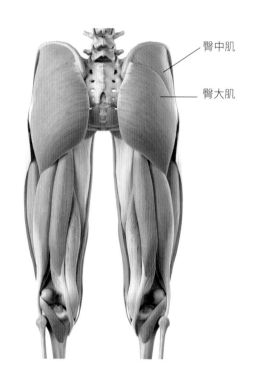

臀中肌

臀大肌

臀部肌肉，通常簡稱「臀肌」，是位於左右兩邊屁股內的肌群，由三塊單獨的肌肉組成──臀大肌（Gluteus Maximus）、臀中肌（Gluteus Medius）和臀小肌（Gluteus Minimus）。這些肌肉在身體運動和穩定性方面扮演重要角色，臀大肌是其中最大的肌肉，是跑步時負責伸展髖部的主要肌肉，其他臀肌則透過維持骨盆水平、穩定，並保持下半身的正位來發揮作用。

對於想提升速度的運動員來說，強壯的臀肌是不可或缺的，強力的髖部伸展不僅是步幅有力的基礎，而且臀肌也限制了側向的移動，進而產生更有效率的跑步方式，臀肌的肌力也是避免受傷的基礎，臀肌無力與阿基里斯腱炎、跑者膝、髂脛束症候群（ITBS）和其他傷勢都有關聯。

許多跑者碰到的一個大問題是臀肌受到抑制──代表臀肌無法完全發揮潛力，這通常是因為臀部肌肉在日常生活中不像其他肌肉那麼活躍，而久坐造成的髖屈肌緊繃會抑制臀肌、使其無力，然後在我們跑步時，身體會自動尋找更強壯的肌群來代替，像是股四頭肌、大腿後肌、小腿後肌。

## 髖屈肌

髖屈肌是位於身體兩側的七塊肌肉，這些肌肉位於骨盆區域，從下背部經過髖部和腹股溝，一直延伸到股骨頂部（大腿中長長的骨頭，是人體中最粗壯的），它們的主要功能是把膝蓋往胸部拉近和彎曲腰部，髖屈肌的肌力和增加的活躍度對於提升跑速有顯著的幫助，因為這些肌肉能驅動腿部推進，幫忙延長步幅。

髖屈肌中最重要的是由髖部內側肌肉組成的髂腰肌（Iliopsoas）──由髂肌（Iliacus）和腰肌（Psoas）共同組成。腰肌中的腰大肌（Psoas Major）是位於體內深處的繩狀肌肉，從脊柱斜向延伸至股骨。在髖部，腰大肌會跟延

伸至大腿的髂肌結合，腰肌特別努力運作，每踏出一步都會收縮與伸長，而髂肌則負責彎曲和轉動股骨。

這些肌肉需要承受許多負擔，但儘管它們天生強壯，許多跑者的髖屈肌往往不發達，所以通常是由更強壯的肌肉扛起負擔，其中一個是股四頭肌之一的股直肌，它穿越了髖關節和膝關節，或是闊筋膜張肌（Tensor Fascia Lata），稱為TFL。

TFL是髖部外側的一塊小肌肉，附著在骨盆頂部，向下延伸到髂脛束，負責

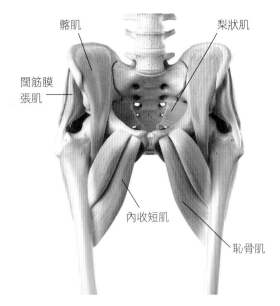

髂肌

梨狀肌

闊筋膜張肌

內收短肌

恥骨肌

充當其肌腱（雖然是又長又厚的肌腱），TFL的主要功能是旋轉和穩定髖部，但也要幫忙支撐小臀肌和髖部的屈曲，這麼小的肌肉卻有這麼多用途，這會造成容易過度疲勞的問題，但如果受到抑制，它也會讓仰賴它支撐的其他肌肉承受應力。

長時間坐著只會減損和限制髖屈肌能產生的力量，所以想提升肌力和表現的話，關鍵在於注意所有髖屈肌的發展。

## 縫匠肌

縫匠肌是身體最長的肌肉，在腿部斜斜地往下延伸，從髖部外側繞到膝蓋內側，由於它經過髖部和膝蓋，所以下半身的幾乎每個動作縫匠肌都會參與。

縫匠肌不是任何動作的主要肌肉，但它的重要性在於為髖關節屈曲、內收（往側面跨出腳步）、外旋（把腿往外轉）和膝關節屈曲（彎曲膝蓋）提供支撐，這個緞帶一般的肌肉有時被稱為「裁縫師肌肉」——名稱源自拉丁詞彙「Sartor」，指裁縫師，可能與裁縫師以前的盤腿姿勢有關。

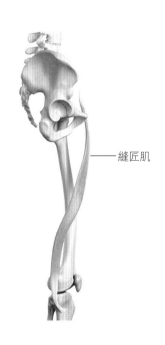

縫匠肌

## 鵝足

位於膝蓋下方的脛骨處，縫匠肌與另外兩塊肌肉，股薄肌（Gracilis）和半腱肌（Semitendinosus）匯集成鵝足（Pes Anserinus）。股薄肌是大腿內側的肌肉，用來把腿往內拉，而半腱肌是大腿後肌的肌肉，用來把小腿往後拉和彎曲膝蓋，當膝蓋在經歷全活動範圍時，這三塊肌肉的肌腱會與一部分的脛骨產生摩擦，所以在肌腱和骨骼之間有一個稱作滑囊（Bursa）的潤滑囊袋。

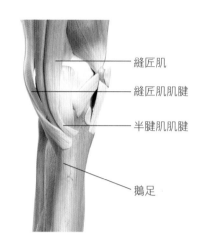

縫匠肌
縫匠肌肌腱
半腱肌肌腱
鵝足

滑囊能相當有效地減少肌腱摩擦，但在持續重複的跑步動作下，滑囊會變得腫脹疼痛，還會感覺僵硬或酸痛，如果這個部位發炎，縫匠肌的運作可能會嚴重受限，這肯定會影響下半身的其他肌肉，過度使用很明顯是滑囊炎（Bursitis）發生的主因，但這能透過增加周圍肌肉的肌力和柔軟度來預防，針對縫匠肌（請見髖屈肌伸展，第142至143頁）、股薄肌（請見髖內收，第206至207頁）和半腱肌的伸展運動能確保它們能降低摩擦，運作得更流暢。

## 背部肌肉

由於所有動作都在髖部以下進行，背部常成為許多跑者較無力的部位，考量到有許多複雜的大肌群要合作以支撐脊柱、幫忙維持身體直立，並讓整個軀幹移動和轉向，這樣的結果並不令人意外。

移動的大部分職責是分配給伸肌（Extensor Muscle，附著在脊柱後側）、豎脊肌（位於下背部的大片成對肌肉），以及腹部肌肉的腹外斜肌（External Oblique），同時，維持身體直立的基本任務就交給核心肌群。

深層的核心肌群包括穩住身體中心的骨盆底肌肉（Pelvic Floor Muscle）；腹橫肌是「六塊腹肌」下方的一層厚厚的肌肉，由前到後包覆著軀幹，其水平的肌纖維讓腹橫肌能化為束腹或皮帶；腰方肌（Quadratus Lumborum），這個深層的後側腹肌從骨盆往上延伸至第一肋骨，對於穩定骨盆非常重要；還有多裂肌（Multifidus），一連串連接到脊柱，具有穩定功能的肌肉。

　　當背部和周圍的肌肉碰上功能障礙時，這種井井有條的安排就會失效，然後迫使「負責移動」的肌肉幫忙穩定，可能會因為代償而過度伸展或拉傷，對於緊繃的髖屈肌和較無力的背部肌肉來說格外明顯——這是長時間坐著的常見後果。緊繃的髖屈肌會把骨盆往前拉（稱為骨盆前傾〔Anterior Pelvic Tilt〕），使周圍的肌肉承受額外的應力，導致下背部疼痛，如果讓周圍的肌肉變輕變弱，核心就會承受很大的壓力；或是如果核心肌群無力，周圍主要負責移動的肌肉將不得不盡其所能完成核心的工作，到了某個時刻，這些肌肉肯定會負荷過多，造成疼痛。讓核心肌群與下背部的肌肉保持強壯，會是肌力與體能訓練計畫的關鍵。

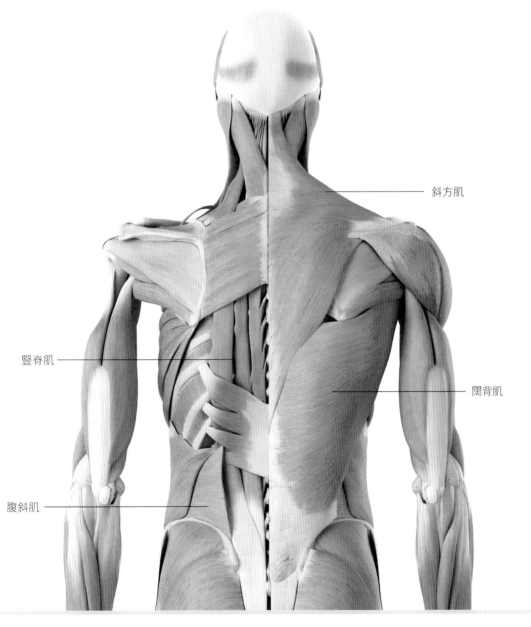

斜方肌

豎脊肌

闊背肌

腹斜肌

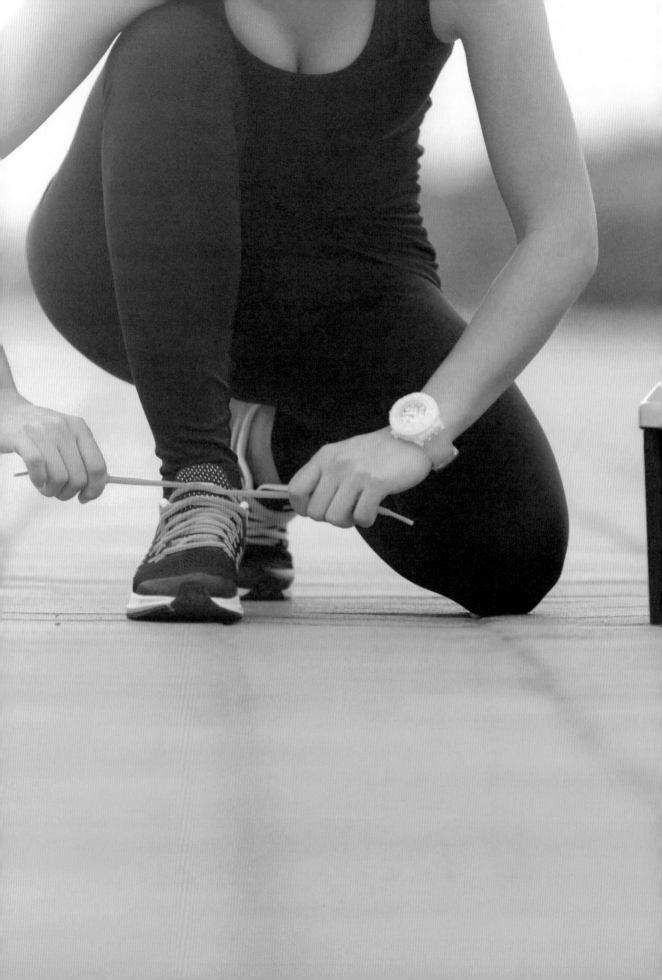

## 第七章

# 飲食與營養

　　身體活動和肌肉生長都是由我們每日攝取的食物能量來維持，所以任何運動員都需要仔細考量飲食內容，如果我們要讓身體承受額外的應力，身體就需要碳水化合物、蛋白質、維生素、礦物質和抗氧化劑來進行各種鍛鍊。雖然跑步，甚至是重量訓練通常都要遵守特殊的飲食計畫、服用營養補充品，但健康飲食的通則只需要稍微調整，就能滿足額外的身體需求。

## 補充水分

　　人體平均有 60% 是水，不論運動的性質或環境氣溫如何，在身體活動前、中、後，維持體內穩定的體液平衡都非常重要。我們的身體需要水才能運作，因為水是體循環、調節體溫、吸收營養、供應氧氣給細胞、消化系統和腦功能的重要元素。

　　水分會對跑步和我們的訓練造成直接影響，你很清楚在跑步時充分補充水分的必要性，但那在阻力訓練中也相當重要，血管中的水分越多，心臟就越容易將水送入細胞和組織中，而且還有研究顯示，即使是輕度脫水（有些研究人員宣稱只要 2.4%），也會導致大腦發出訊息的速度變慢或停止。

　　脫水會對肌肉耐力造成負面影響，你的身體需要水和電解質（鈉、鉀、鎂、鈣和氯化物）來維持正常的肌肉收縮，如果不補充水分，透過汗水流失的液體會導致肌肉繃緊，拉傷和扭傷的風險也會增加。軟骨的組成大約有 80% 是水，當關節承受重量或壓力時，水跟滑液（Synovial Fluid）能共同緩和衝擊，而這兩者在復原過程中都仰賴著水分的充分補充，因為體液和血液循環會負責運送新細胞生成的所需營養。

需要攝取多少水分取決於個人需求、氣溫和體力消耗的程度，身體表現在脫水程度達 2.4% 時會開始下降，在 5% 或以上時，下降程度更快，只有在這個時候你才會感到口渴，所以定期補充水分很重要，運動前、中、後都是，當你感到口渴時才喝水就已經太晚了，要少量多次地補充水分。

## 飲食

若有健康均衡的飲食、吃足量蔬果、合理地攝取蛋白質、脂肪和碳水化合物，我們的身體幾乎就能照顧好自己，任何認真投入，甚至是半投入的跑者應該都已經有合適的飲食計畫，讓他們能攝取維持跑步計畫所需的額外卡路里，體重又不會增加或減輕，還能不需要再三思考就把例行性的肌力訓練加入計畫之中，不過還是可以考慮一些能幫助肌肉發展的因素。

### 蛋白質

蛋白質是建立、維持和修復肌肉的必要元素。或許跑者已經在飲食中攝取了大量蛋白質，但可能需要更多蛋白質來獲得訓練後肌肉合成不可或缺的胺基酸，避免在跑步訓練時為獲取能量而分解細瘦的肌肉。

開始肌力訓練計畫的跑者，你應該考慮把每天的蛋白質攝取量提高到體重的數字乘以 1.5 公克左右。以一個體重 65 公斤的普通男性來說，每天大概需要 100 公克的蛋白質，富含蛋白質的食物包括魚、雞肉、豆腐、雞蛋、豆類和肉類，但考量到一份雞胸肉中的蛋白質大約是 50 公克，一顆雞蛋中大約是 13 公克、一杯毛豆中大約有 20 公克，因此攝取蛋白營養棒、飲品，或是乳清粉能補充飲食中的不足。

蛋白質拉長了胰島素濃度上升的時間，這能讓你的身體把肝醣導回肌肉中，幫助肌肉恢復。因此，建議在鍛鍊後 30 分鐘內攝取一些蛋白質，美味、方便攜帶且容易消化的蛋白質補充品，通常會被視為理想的鍛鍊後餐點，當然了，用天然食材製作的低醣餐點是比較好的選擇。

### 維生素與礦物質

包含水果（尤其是漿果與核果）和各種蔬菜的飲食，能攝取到許多抗氧化和抗發炎的維生素與礦物質，可以緩解肌肉痠痛、減少受傷。

以下是維生素和礦物質能帶來何種幫助，以及該從哪裡攝取的簡要指南：

▶ 維生素C：能保護身體免於因經常性鍛練所引起的氧化壓力（Oxidative Stress）、減少肌肉疲勞、發炎和痠痛。
*良好來源包括：青椒、青花菜、黑醋栗、柑橘類水果。*

▶ 維生素D：能幫助身體吸收鈣，鈣是肌肉收縮的重要成分。
*良好來源包括：油性魚、橄欖油、乳酪、雞蛋。*

▶ 維生素K2：在骨骼代謝中扮演關鍵角色，可能有助於維持骨骼健康。
*良好來源包括：乳酪、雞蛋、奶油。*

▶ 維生素B12：確保大腦和肌肉能有效地溝通，進而影響肌肉的生長和協調性。
*良好來源包括：肉、鮭魚、鱈魚、牛奶、乳酪、雞蛋。*

▶ 鈣：鈣循環能使肌肉收縮和放鬆，缺乏鈣可能會造成抽筋。
*良好來源包括：乳酪、杏仁、芝麻籽、沙丁魚、優格。*

▶ 鉀：具有傳遞神經電脈衝以發出肌肉收縮訊號的作用。
*良好來源包括：香蕉、柳橙、葡萄柚和果乾，如梅乾、葡萄乾、棗乾。*

▶ 鐵：血液中的血紅素和肌肉中的肌紅素都含有鐵質，能幫忙供應氧氣給細胞。
*良好來源包括：紅肉、魚肉、穀物、豆類、堅果。*

▶ 鎂：能協助將肝醣轉化為葡萄糖，進而預防乳酸堆積和肌肉疲勞。
*良好來源包括：菠菜、黑巧克力、杏仁、酪梨。*

▶ Omega-3：能提升肌肉的肌力及運作、減少肌肉損傷和痠痛。
*良好來源包括：鯖魚、鮭魚、鱈魚肝油。*

▶ 胺基酸：可以增加血液流動，並向肌肉輸送氧氣和營養。
*良好來源包括：甜菜根、甜菜汁、西瓜、黑巧克力。*

## 營養補充品

　　一些跑者持續在尋找能徹底提升他們表現的超級補充品，這種東西當然不存在！在接觸任何補充品之前，運動員應該檢視自己的飲食狀況，最好的營養來自多樣化的健康飲食，包括各式各樣的蔬果、全穀類、瘦肉和乳製品，以及天然、新鮮、未經加工、保留了營養和維生素的食物。

　　恢復型的食品就是個很好的例子。有許多能量棒、能量奶昔和其他形式的補充品是以完美的恢復效果作為宣傳，但考量到理想的恢復點心或恢復餐其實只要富含碳水化合物，並包含一種蛋白質，你就有許多自製的選項，可以是什錦果麥粥（用乳製品浸泡燕麥一晚，再加入水果）、自製冰沙（可以嘗試加入豆腐以增加蛋白質）、一片土司配花生醬和香蕉，或是自製蛋白球。

　　話雖如此，還是有些補充品確實值得考慮，正在進行肌力訓練的運動員應該考慮攝取某種形式的綜合維生素，除非蔬果是真正有機的，不然就無法確定它們真的含有足夠的維生素和礦物質。一份研究報告顯示，1950 年代所販售的一顆柳橙，其維生素 A 的含量可能等於在現代超市購買的 21 顆柳橙，所以明智的做法是每天服用一顆可溶性綜合維他命，這樣就能攝取前面列出的大部分必需營養素。

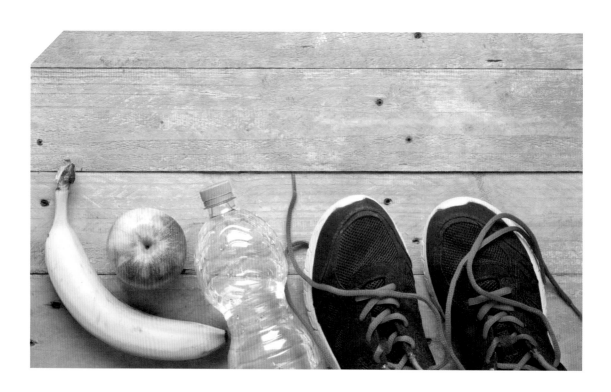

## 飲食與減重

有些人跑步是為了加速減重，有些人減重是為了跑得更快，兩者都是合理且有辦法實現的，但應該謹慎、適度地進行。減重的公式其實非常簡單：攝取的卡路里要少於消耗的卡路里，跑步並不是燃燒卡路里最有效的方式，但也相當不錯了，跑 10 公里可以消耗 500 到 1000 卡路里。

但是你的身體需要消耗 2000 至 2500 卡路里來維持體重。身體能在消耗更少卡路里的情況下正常運作，但在某些特定時刻，身體會切換到生存模式，減緩新陳代謝，並使用（來自肌肉的）身體蛋白質作為燃料。對於跑者來說，這種情況並不理想，減重的關鍵是減少卡路里攝取——每天大約減少 250 卡，你可以透過吃少一點來達到，或是多做 5 分鐘的肌力訓練（每磅瘦肌肉大約能燃燒 5 卡路里），也可以在跑步訓練中加入間歇衝刺。

卡路里並不是想減重的跑者關心的唯一問題。為了支撐訓練和恢復的需求，得在日常生活中補充不同的能量，嚴重減少或排除某些食物攝取的飲食風潮尤其不明智。在這些飲食風潮中，有很多方法能在初期快速減重，但減去的大部分是水分。水分是新陳代謝的重要成分，而脫水會導致電解質不平衡。此外，進行肌力訓練的跑者需要攝取高於平均的碳水化合物、蛋白質、維生素和礦物質，任何攝取不足都會導致肌肉分解。

## 素食主義者、純素主義者、食物不耐症

無論是出於宗教、道德或健康因素，這類跑者中有許多人會發現他們的日常飲食依然能滿足跑步和訓練的營養需求，即便是從事菁英級的訓練計畫應該也不會有問題。素食主義者（Vegetarian）會發現調整食物和份量來確保合適的均衡飲食其實一點也不難，缺少蛋白質可能會是個隱憂，但豆類、堅果、種籽類和豆製品都是可行的替代品。

純素主義者（Vegan）和有乳糖不耐症的運動員可能會覺得均衡飲食更為困難，但有一大堆成績斐然的世界級純素主義跑者，證明了這不是什麼大問題，重點在於彌補營養的不足，對於鈣的需求可以用大量綠色葉菜類來滿足，攝取營養強化的替代乳製品，以及豆腐、堅果、種籽類和穀物，可以提供必要的核黃素（維生素 B2），雖然非乳製品的消費者可能會考慮服用這類食物的營養補充品。

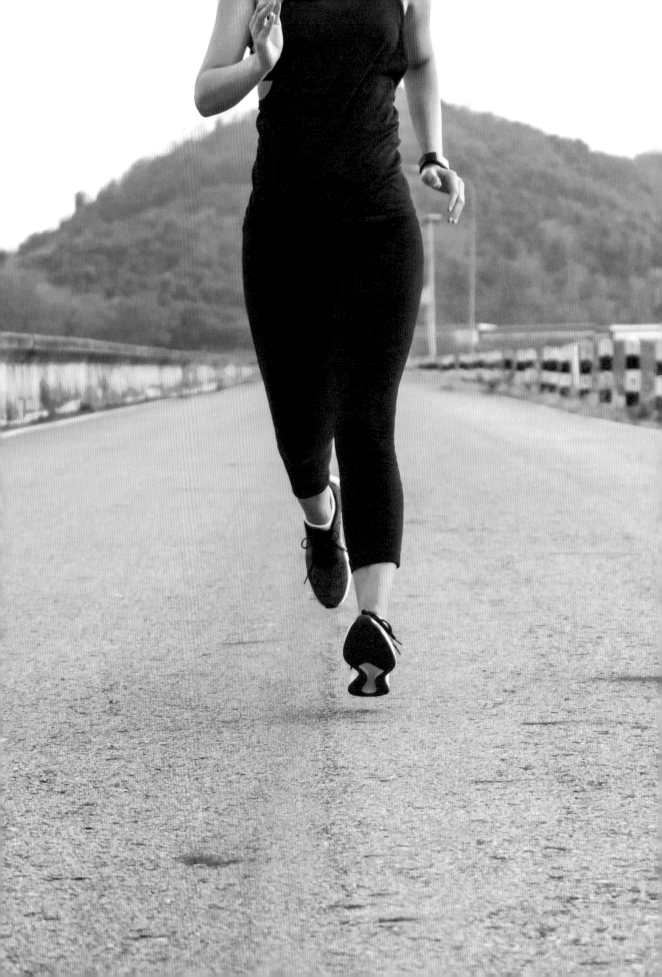

第八章

# 開始前的準備

據統計，只有7%的跑者有確實做到物理治療師規定的所有鍛鍊：你可以成為93%中的一員，並一直留在那個大多數的統計數據中，或是跳入不斷增長的那7%，提升你的視野，選擇操之在己。

在你改變生活方式，並採用更健康的觀點來做好準備、預防受傷之前，要有你的跑步夥伴會把你當作幸運星的心理準備，他們會開始向你打聽，問你是如何，且為何突然取得了更好的成績，問你正在執行什麼樣的訓練計畫，或是你在接受誰的指導——甚至可能會謠傳你在服用禁藥！而能力越強，責任越大：你會向他們介紹本書，為你的跑者同伴們創造公平的競爭環境嗎？還是你會守口如瓶，自己享受連勝？

選擇權就在你手中。

## 器材

本書介紹的伸展運動是為了讓你能在家中進行，如果你可以去健身房，而且覺得在那裡鍛鍊的感覺更舒適，那也很棒，但你真正需要的是一個整潔的空間，有穩固、平坦的地面，讓你能自由地移動。所有伸展運動都能在沒有器材的情況下進行，但要進行肌力訓練，就需要稍微投資一些裝備，這些東西都能在體育用品店買到，但透過網路零售商購買或許會便宜一點。

### ▶ 運動墊（Exercise mat）

花一點小錢購買運動墊，能讓你不用躺在冷冰冰的堅硬地板上，或是在地毯上留下汗漬，運動墊能提供舒適、防滑、易擦拭的表面，能

幫助你集中注意力鍛鍊，運動墊通常比瑜伽墊厚，但你不需要超厚的版本，1.5公分厚的運動墊就能滿足本書伸展運動的要求。

## ▶ 毛巾

這個東西可能不需要特別購買，但要記得準備一條毛巾，當作鍛鍊器材的一部分，毛巾能在一些伸展運動中增加基本阻力，也能當作穩定工具或頭枕。

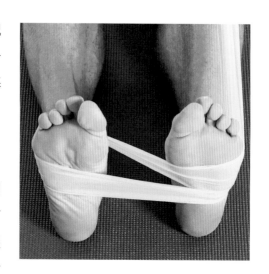

## ▶ 彈力帶

彈力帶相對來說較為便宜（一組不到20英鎊／25美元），但卻是非常有效的設備，彈力帶由堅固的薄橡膠製成，所以隨著彈力帶拉長，阻力便會增加，一組通常包含三或五條不同顏色的彈力帶，顏色代表阻力高低，中等阻力的彈力帶（通常是紅色和綠色）適合大多數人進行本書涵蓋的鍛鍊，也有附有可拆卸握把的彈力繩，但簡單的環狀彈力帶就夠我們使用了。

## ▶ 斜板（Resistance bands）

斜板是一種楔狀結構體，通常是由木材或發泡材料製成，邊長大約是30至40公分，高15公分，斜板的斜面是踏板，有些固定在20度，有些可以調整傾斜角度（兩種都能滿足我們的目的）。斜板是各種伸展運動的加強器材，因為它是能對許多不同肌肉和關節改變或增加壓力的好方法，尤其是膝蓋和小腿後肌。

## ▶ 啞鈴

重物是肌力訓練的一個重要特徵，但這並不是指健美運動員使用的槓鈴和驚人的重量，而是兩組輕量的啞鈴（2公斤和4公斤），啞鈴通常用於為深蹲、轉體和弓箭步增加力量。

### ❯ 彈珠、碗

把彈珠當作鍛鍊器材似乎是個奇怪的選擇，但用彈珠進行腳趾鍛鍊能超級有效地提升足部肌力，尤其是足底筋膜和腳跟的部分，你只需要至少20顆小彈珠跟一個裝得下這些彈珠的碗。

### ❯ 抗力球

亦稱為健身球、瑜珈球，或是穩定球。是一種經過充氣的柔軟彈性球，直徑從35至85公分都有，抗力球是一種便宜但用途非常廣泛的訓練工具，可以加強許多伸展運動，關鍵因素在於球體的不穩定性有助於發展平衡，但也能增加核心力量，可以發展全身的肌肉。

以下的指南能幫助你找到適合的大小：

- 身高137至152公分者，可以用直徑45公分的抗力球
- 身高152至165公分者，可以用直徑55公分的抗力球
- 身高165至183公分者，可以用直徑65公分的抗力球
- 身高超過183公分者，可以用直徑75公分的抗力球

### ❯ 有氧踏板（Aerobic step）

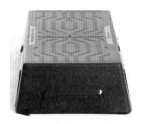

這種塑膠踏板是以「有氧踏板」的名稱銷售，因它在有氧鍛鍊的動作中占了重要地位，有氧踏板也是肌力訓練的理想選擇，尤其是踮腳尖運動，雖然基礎的踏板就非常適合本書的肌力鍛鍊，但最好是找一個能調整高度的踏板，就能增加運動的強度。

### ❯ 手臂式血壓計（非必要）

多數現代血壓計都配有數位顯示器和自動充氣泵，不過更為便宜（大約10英鎊／12美元）、有壓脈帶、充氣球和刻度計的傳統版本仍廣為使用，有時被稱為無液血壓計，這種設備可以用來測量（請見第9章，61至73頁），並幫助你發展訓練中至關重要的核心力量。

> **❝ 只有7%的跑者確實做到物理治療師規定的所有訓練。❞**

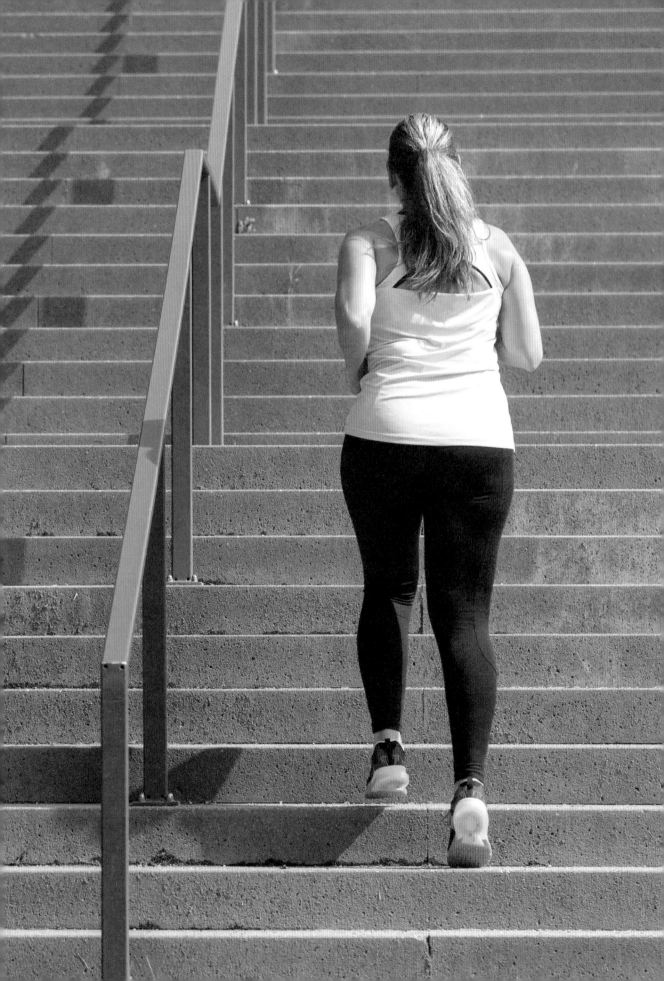

第九章

# 了解你的肌力和柔軟度

　　評估自己需要什麼，而不是盲目遵循！本書介紹的伸展運動和肌力訓練非常重要，但如果只是埋頭照做，就容易把時間花在一些沒有意義且相當耗時的鍛鍊上，無法提升你的表現或降低受傷風險。

　　以下這些測試簡單又能重複執行，雖然不能完全取代專業的評估，但能提供你一些重要資訊，成為展開這段鍛鍊旅程的絕佳起點。如果你想從本書獲得最大收穫，那務必要進行以下這些測試。你當然可以只閱讀本書，並跳過已經知道的部分，但魔鬼藏在細節中，我敢打賭，有90%以上的人鍛鍊核心的方法都是錯的，而且還持續了好幾年，而那個單腳深蹲（如果你真的有在做的話）其實也會因為方法錯誤害你的情況變得更糟。別忘了！我們的目標是讓你做好基本功，本書並不是把我知道的所有高級鍛鍊法完全記錄下來，為了得到最佳效果，請暫時放下身段，以獨特的方法進行最直接的鍛鍊。

## 如何測試和測量身體

　　從這些簡單的鍛鍊開始做起，一邊以評判的角度審視自己，確保自己同時扮演著評估者和客戶的角色，對批評持開放態度，並相信這些測試能找出你可以改進的領域，而不是確認自己已經無法改變。之所以這麼說，是因為我接觸過很多跑者，我知道跑步能力跟良好的技術或強大的生物力學其實沒什麼關聯。

　　例如，我曾遇過第一次在「沙發馬鈴薯邁向5公里」計畫中嘗試跑走法的初學者，他們的核心力量比那些能在20分鐘內跑完5公里的人更厲害；我也看過奧運級的跑者無法對腳踝柔軟度進行膝碰牆測試，是的，他們的腳踝受過很多傷，所以測試的目的在於確定需要鍛鍊的部位，然後就能朝正確的方向努力，妥善利用時間。

　　你可以把自己想像成一個彎曲的自行車車輪，有些輻條太緊、有些太鬆，技師需要鎖緊（強化）一些、放鬆（伸展）一些，讓車輪能再次得到平衡和最佳功能，所以我們要透過測試找出是哪些輻條造成問題，並專注改善那些部位，這代表你可能得抵抗同時伸展兩腳大腿後肌的誘惑一段時間，專心鍛鍊其中一側，也許你會覺得這麼做很誇張，但在開始鍛鍊身體，以獲得最佳表現前，讓起點相同是非常重要的。

## 小腿後肌：比目魚肌

1. 面向牆壁站立，雙手扶在牆上與肩同高的位置。
2. 一隻腳往前，讓腳趾靠近牆壁（踢腳板），檢查膝蓋是否可以在腳跟未抬起的情況下碰到牆壁。
3. 繼續把腳往後滑，並在腳跟未抬起的情況下，檢查膝蓋是否依然能碰到牆壁，當你的腳趾已經盡可能遠離牆壁，而且完全不用把腳跟從地面抬起，膝蓋就能碰到牆壁時，你便達到了最大限度。
4. 測量腳趾到牆壁的距離，並比較左右腳的數據，你可以把距離記在下面的表格中。

| 日期 | 左腳 | 右腳 |
| --- | --- | --- |
| | | |
| | | |
| | | |
| | | |
| | | |
| | | |
| | | |

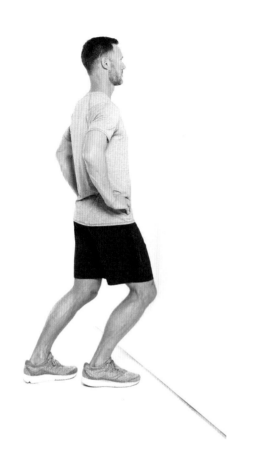

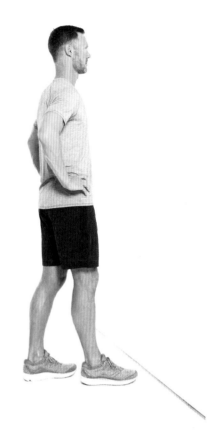

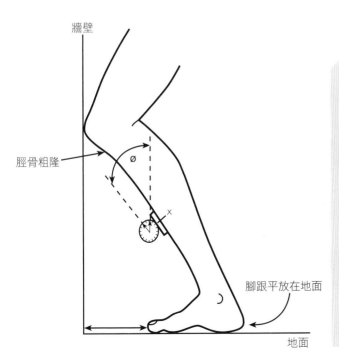

牆壁

脛骨粗隆

ø

腳跟平放在地面

地面

> **"你可以**
> **把自己想像成彎曲的**
> **自行車車輪，**
> **有些輻條太緊，**
> **有些太鬆。"**

單腳深蹲（Single-Leg Squat）

1. 單腳深蹲的測試很簡單，但很難量得準確，最好的方法是在全身鏡前執行，在鏡子的一邊貼一條膠帶當作尺，用它來測量或標記深蹲時髖部往下的深度。

2. 與鏡子保持可重複做動作的距離（這樣你就能準確地測試「跟自己較量」），然後面對鏡子，進行單腳深蹲。

3. 單腳深蹲是一種藝術，很容易作弊和忘記你想做的動作。髖部保持水平，膝蓋要落在兩個軸點連成的一條細線上，不能向內側或外側偏離，但維持在腳趾第三趾的上方，同時也不能超過腳趾末端。在滿足這三個條件下，你可以下降的高度便是你單腳深蹲的高度，蹲得更低只會加深錯誤的技術，還會影響到跑步動作，一旦膝蓋開始往身體中線偏移就要停止，猜猜看膝蓋在你貼的膠帶尺上達到了哪個高度。

4. 現在在這個點上貼一條水平的膠帶，然後回到標記處重新進行測試，更容易判斷你是否往下降到正確的高度，因為你可以看到膝蓋是否有降到同一個點，花一點時間確認左右兩腳的測量結果是準確的，但請勿過度在意（對，我很了解跑者！）。把膠帶貼在鏡子左邊，高度跟

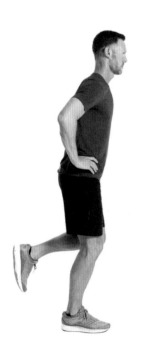
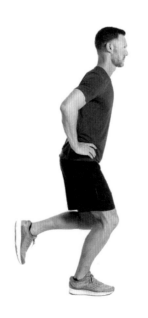
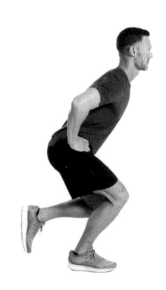

你左膝能下降的深度相同，右邊也重複這個動作，之後你每天都會運用這些膠帶進行鍛鍊，但隨著你的進步，你每週都會需要移動膠帶，所以要讓這些設置無限期地留在原位，你家裡的任何人都不會去動到。

　　一開始沒辦法往下蹲超過五公分是很正常的，所以要努力達到一個對你來說很輕鬆的高度，而且在這個鍛鍊中不要逞強，從一個更簡單的高度開始，能讓你在幾週內進步得更快。

日期　　　　　　　　　左腳　　　　　　　　　右腳

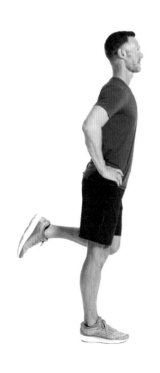
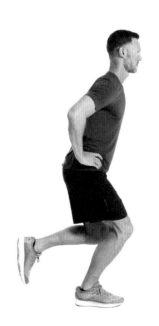

## 單腳橋式（Bridge with Single-Leg Lift）

橋式集核心、平衡和臀肌鍛鍊於一身，是對這三個能力數值很好的測試，尤其是核心，順帶一提，核心並不是指你的六塊肌（無論藏得多麼隱密）——核心肌群是圍繞著整個下脊柱的天然束腹，包括腹橫肌、胸腰筋膜（Thoracolumbar Fascia）、多裂肌、腹內外斜肌、腹直肌、豎脊肌和橫膈膜（Diaphragm）。

所以在進行這個測試時，也是在觀察核心的所有肌肉，以及臀肌、大腿後肌等等的共同活化（Coactivation）程度。

1. 仰躺在堅硬的表面上，可以是運動墊，膝蓋彎曲，腳掌踩在地面上（想像傳統的仰臥起坐起始姿勢），雙手往兩旁張開，呈十字形。

2. 然後慢慢抬起髖部，讓肩膀到膝蓋呈一直線。

3. 維持肩膀到膝蓋的直線，然後伸展一條腿，大腿仍在對齊線上，但現在一條腿是打直的，你需要讓身體保持一直線，髖部也要在線上，不要往左右歪斜，接著用另一條腿重複一樣的動作。這跟其他測試一樣要嚴格以對，也可以找朋友或家人來幫忙，讓他們檢查你的身體有沒有保持在一直線。如果你的核心失去控制，你會開始感到大腿後肌在抽搐或過度勞累，或是下背部開始疼痛或過度緊繃。你應該要能保持這個姿勢30秒而不會產生任何不良反應，如果沒辦法做到，那你需要回去加強深層核心，在你再度進行這個測試前，請先參考使用手臂式血壓計的腹橫肌活化（Activation）（請見第68頁）和臀肌活化（請見第70頁）。

4. **中級**：如果你成功了，可以試試看中級鍛鍊：把雙手放在身體兩側，重複進行單腳橋式，如果你在腿抬高的過程中無法維持平衡，那就按照上述的基本難度鍛鍊，雙手呈十字張開，直到你可以做到為止。

5. **高級**：每個人都應該以高級鍛鍊為目標，也就是要能以雙手交叉於胸前的姿勢進行這個測試。

1

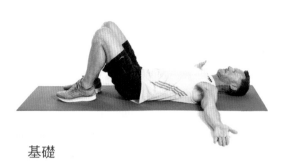

基礎

2

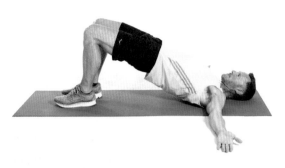

3

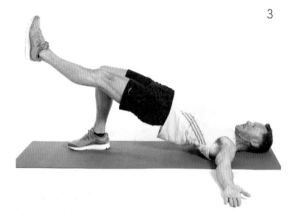

4

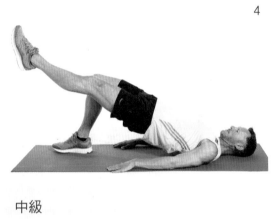

中級

5

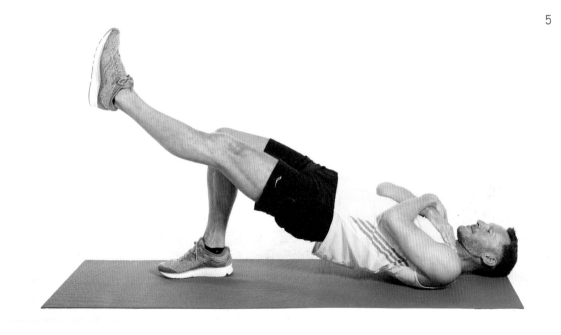

高級

### 運用手臂式血壓計進行腹橫肌的活化

腹橫肌是你需要在這個環節評估的關鍵核心肌肉，腹橫肌能為腰椎（Lumbar Spine）提供很大的支撐，這是因為當你活化腹橫肌時，你也會共同活化環繞著身體的天然束腹——腹橫肌、胸腰筋膜、多裂肌、腹內外斜肌、腹直肌、豎脊肌和橫膈膜。

這個測試會需要準備一些器材，尤其是無液型的手臂式血壓計（請見第59頁）。

1. 仰躺在堅硬的平面上，可以是運動墊，然後擺出屈膝躺姿（就像傳統的仰臥起坐：膝蓋彎曲，雙腳踩著地面）。

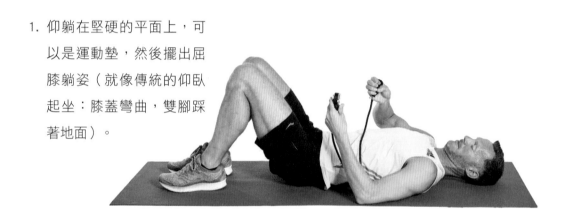

2. 把放氣的壓脈帶放在下背部小小的凹陷處，關上排氣口，按壓小小的充氣球，直到充滿40mmHG（毫米汞柱），讓壓脈帶靜置幾秒；你可能需要調整幾次才能讓充氣達到40mmHG（特別是如果它是全新的話）。

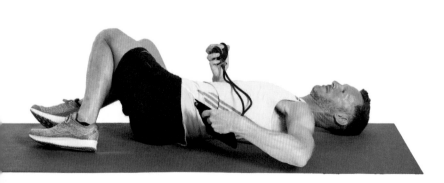

3. 現在你需要活化你的核心，按照以下三個簡單的步驟來做：

   I. 想像你正在上廁所，然後突然憋住，你會感覺到下腹部
   兩側的肌肉變得緊繃，然後毫米汞柱值會稍微升高。

   II. 用腹部的肌肉把肚臍往內縮，而不是靠憋氣，你可以試著
   維持一分鐘，看你是否需要突然吸氣來檢測方法是否正
   確，或是嘗試在過程中講話發聲。

   III. 讓下背部輕輕地壓住壓脈帶。

   完成這三個活化步驟後，你會注意到毫米汞
柱值上升了，而你要想辦法讓數值維持在
70 mmHG。

   你可能會發現數值太高或太低，試著完成每個
步驟，直到整個核心肌群能共同活化，而且數值能穩定
地維持在70 mmHG。

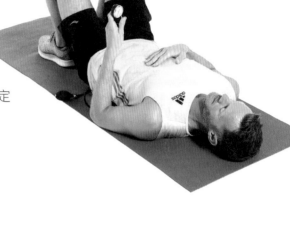

4. 現在要進行測試，你需要維持70 mmHG，並慢慢地把一隻腳抬離地面，
繼續維持70 mmHG，然後把腳放回原位，一隻腳碰到地面後，另一隻腳
就必須抬起。

   你要能重複這個過程25次，而且毫米汞柱讀數不會忽高忽低。

   不過多數人需要好幾週的時間才能達成，所以你可以將其看作接
下來幾週的鍛鍊，這不適合膽小的人，也需要認
真投入。過程中最容易無力的時候是腳離開地板
時的方向變化、抬腿結束時，以及把腳放
回地面時的方向變化。

   請在這些時間點
密切注意，看刻度
計的指針是否有
移動。

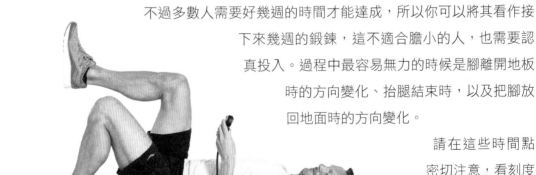

## 臀肌的活化

臀肌需要與大腿後肌同時或提前活化，它是主要的髖伸肌（Hip Extensor），但由於久坐，導致髖屈肌過度活動和繃緊，髖伸肌因此未得到充分利用和過度伸展，這被稱為「臀肌失憶（Glute Amnesia）」，如果你的臀肌碰上這種問題，我們便需要再次喚醒它。

1. 這個測試需要一位樂於幫忙的幫手，你要面朝下趴著，最好是在一個稍微有點高度的平面上，這樣你就能把腳放在平面末端；這個平面不能是床，床可能會太軟。

2. 請你的幫手把三根手指的指尖放在你的臀部，四根手指放在你的大腿後肌上，然後往下輕按，這樣就能感覺到肌肉。

3. 現在把一條腿往上抬起（切記不要彎曲膝蓋），你的幫手可以告訴你先發力的是臀肌還是大腿後肌，因為他能透過哪個部位先回推他的手指來判斷，你很可能會為了證明你執行得很正確而繃緊臀肌，但這會破壞測試，請記住，你是想了解肌肉的運作，而不是為了證明什麼。

4. 抬起一條腿後，放鬆所有肌肉，然後再重複執行五次，你的幫手可以記錄結果是否相同，還是會隨著時間變化。

5. 把結果記錄在下面的表格中。

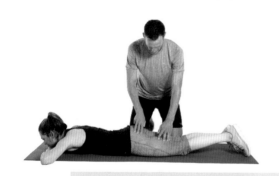 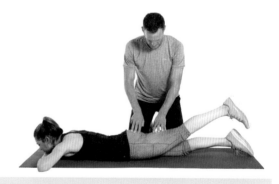

| 臀肌活化記錄表 | | | | | | | | | |
|---|---|---|---|---|---|---|---|---|---|
| 發力 | 左腳測試 | | | | | 右腳測試 | | | |
| | 1 | 2 | 3 | 4 | 5 | 1 | 2 | 3 | 4 | 5 |
| 臀肌先於大腿後肌 | | | | | | | | | |
| 大腿後肌先於臀肌 | | | | | | | | | |
| 同時發力 | | | | | | | | | |

### 大腿後肌的長度

1. 這個測試同樣需要樂於幫忙的幫手,然後你最好是仰躺在稍微有點高度的平面上。

2. 請幫手幫你抬起一條腿,膝蓋彎曲,直到大腿與軀幹成一個舒適的角度。

3. 讓大腿維持這個姿勢,請幫手開始慢慢把腳往上推往頭部,讓腿打直。

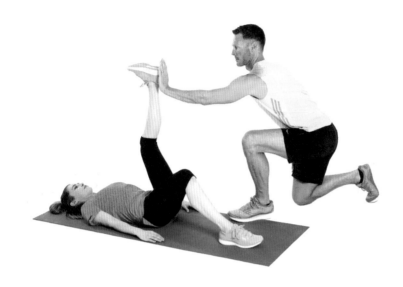

當肌肉緊張度大到整條腿沒辦法再輕鬆推動時(記得請幫手停止,而不是強硬地繼續推),幫手就要測量角度,物理治療師習慣只用目測,而科學證實,與使用測角儀(測量角度的尺)的人相比,這麼做較為精準,因此我建議你的幫手可以用肉眼判斷角度,將伸直的腿看作180度,然後往回推算,如果你想在家中進行更精準的重測法,有些供智慧型手機下載的免費應用程式能完美地達成任務,還有一種叫作EasyAngle®的新設備能讓醫療保健專業人員的測量工作變得很輕鬆。

| | **大腿後肌長度記錄表** | |
|---|---|---|
| | 左腿 | 右腿 |
| 膝蓋角度 | | |

### 過頭深蹲（Overhead Squat）

1. 拿一條毛巾或掃把棍，雙手握住舉到頭頂上，雙手打直呈ㄚ字形。

2. 往下蹲到大腿低於與地面平行的高度。

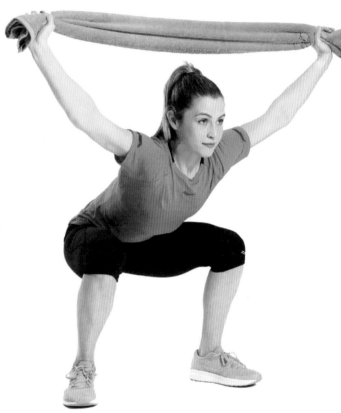

你要能夠讓雙手維持高舉過頭，保持平衡，腳跟不要抬起。

無法做到這些動作表示上肢和下肢之間的連結有弱點和不平衡，腳踝和髖部的靈活度不足，整個背部都有問題。請注意哪些部位是緊繃或疼痛的，並運用書中的運動鍛鍊這些肌肉，練習六週後再度進行這項測試。

### 上半身滑牆運動（Upper Body Wall Slides）

上半身滑牆運動是對於上半身的有效測量，跟你剛剛進行的過頭深蹲有關，這個測試有助於區分在過頭深蹲中展現出的上下半身的限制。

1. 頭、上背部和臀部都貼牆站立，把手背和手臂貼在牆上，手肘彎曲成90度，然後前臂往上伸直（想像自己是根叉子）。

2. 下背部和雙腳靠在牆上，不要讓背部過度彎曲，同時盡可能讓手肘往下滑到身體兩側。

3. 現在把雙臂盡可能舉高，注意手臂、手肘和肩膀，還有背部和雙腳都要持續緊貼牆面。

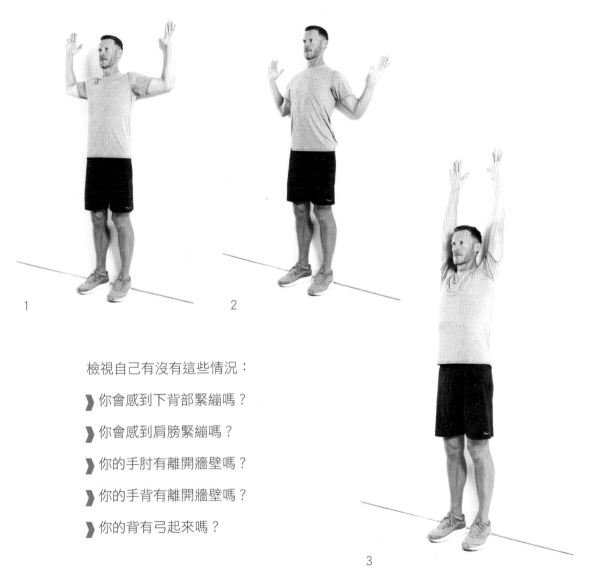

1

2

3

檢視自己有沒有這些情況：

▶ 你會感到下背部緊繃嗎？

▶ 你會感到肩膀緊繃嗎？

▶ 你的手肘有離開牆壁嗎？

▶ 你的手背有離開牆壁嗎？

▶ 你的背有弓起來嗎？

　　寫下過程中發生的所有情況跟你的感受，如果上述的問題中有兩個以上的答案是「是」，那麼務必考慮進行一些提供上半身靈活度的鍛鍊，這麼做能多方面提升你的跑步：提升技巧、跑姿改善、呼吸會變得更輕鬆，你也能跑得更快。以下的練習會很有用：IJWTYH運動（請見第130至131頁）、穿針式（請見第122至123頁），還有在手臂繞圈中讓肩膀進行內旋和外旋（請見第126至127頁）動作。

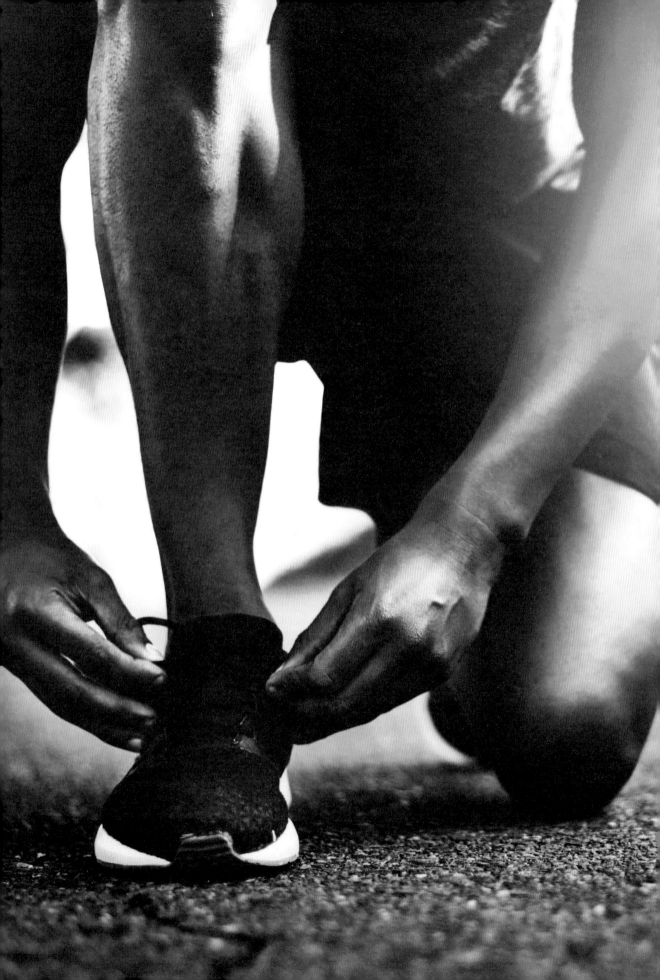

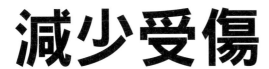

第十章

# 減少受傷

　　跑步會對身體造成傷害——這已經不是什麼祕密了。有些研究宣稱：高達75%的跑者在一年內受過某種形式的傷，部分是因為意外、不合腳的鞋子或先天性的缺陷，但大多數傷勢都是由過度使用造成的，像是吃不消的訓練計畫、長跑，或訓練強度大幅增加，都會讓關節和肌肉承受重複性的應力刺激。

　　在大多過度鍛鍊造成的傷勢中，主要原因是肌肉或肌腱中的纖維過度伸展，當這些肌纖維承受應力時，會產生小小的微撕裂傷，身體通常能應付這些損傷並迅速修復，不過在突然或重複性應力的刺激下，修復的速度或程度超出了身體的即時自癒能力。肌力訓練的一個簡單的論點是，肌纖維越強壯，就能承受越多應力，不會拉傷或撕裂。

　　雖然並不全面，但以下內容描述了跑者最常見的受傷情況，以及強化關鍵肌群往往是預防受傷的最佳方法，其他訊息可以在我的前一本書《跑步免受傷》中更深入了解。

## 足底筋膜炎

　　足底筋膜是一段扁平的結締組織，從腳跟的骨頭（跟骨，Calcaneus）延伸到腳趾根部（足底筋膜會分成五個「腳趾條」，每根腳趾各一條），其主要功用是支撐長長的足弓，以及協助「腳趾離地」（請見第15頁），足底筋膜炎是這種組織束受損，屬於一種難以根治的疾病，特徵通常是腳跟底部或足弓疼痛（通常只會發生在單隻腳上，但也有例外）。

　　通常早上起床後行走的前幾步，或是坐了一段時間後行走，就能感受到足底筋膜炎的疼痛，一開始可能會很難受，不過在你暖身過後，就會轉變成隱隱作痛，預防性訓練的重點在於練習支撐足部緊繃無力的肌肉和肌腱。

### 阿基里斯腱病變（ACHILLES TENDINOPATHY）

阿基里斯腱連接著小腿後肌和腳跟後側，是人體最粗、最強壯的肌腱，而肌腱病變的定義很廣，包含許多可能造成該部位疼痛的疾病。

患者會在小腿後側或腳跟上方感到僵硬，通常一起床就會感受到，在輕度活動後，症狀通常會改善，但在跑步過程中，長時間的訓練會讓輕微的悶痛惡化成更嚴重的劇痛，防止該部位受傷的關鍵是進行踮腳尖運動，增強小腿後肌，並採用逐漸增加負荷的訓練計畫，這對於避免阿基里斯腱受傷非常有幫助。

### 脛前疼痛

許多跑者的災星，脛前疼痛——或稱脛骨內側壓力症候群（Medial Tibial Stress Syndrome），是發生在小腿後肌旁，下脛骨內緣處的劇烈疼痛，由發生在脛骨和周圍組織的反覆碰撞和拉傷所引起，尤其是脛前和脛後肌，導致骨骼的纖維外層——骨膜（Periosteum）發炎，疼痛可能會集中在直徑5公分的一個小點內，也可能會沿著整根脛骨進一步擴散。

脛前疼痛在新手或比較沒那麼健壯的跑者身上更常見，因為他們的肌

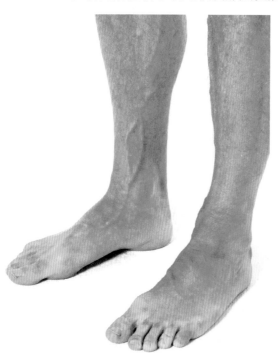

肉在大小、肌力和柔軟度上的發展還無法承受定期跑步的負荷，鍛鍊能增強脛骨肌肉本身，但小腿後肌、外展肌和髖部肌肉的鍛鍊也同樣重要，它們能在每次的衝擊中穩定脛骨。

### 腳踝扭傷

腳踝的可轉動性和柔軟度有其缺點：讓腳很容易不自然地翻轉、過度伸展，甚至撕裂腳踝韌帶，大多數扭傷是外側腳踝扭傷（占所有跑步傷害的25%），也就是腳踝向外翻，對腳踝外側的三條小韌帶造成影響。

多數跑者都很熟悉腳踝扭傷的後果：腫大和瘀傷的區域，可能會變成踝骨外側高爾夫球大小的局部腫脹，也可能是運動襪大小的青腫，這取決於傷勢的嚴重程度，通常還會伴隨著絞痛或灼痛，即便腳踝沒有承重，受傷的原因常常是無法避免的──看不見的坑洞或隆起。但不平衡的跑步步態也是導致受傷的一個因素，還有對步態週期的掌握度不佳。

最有效的預防方法是進行專門加強腳踝周圍肌肉的鍛鍊──小腿後肌、小腿外側的腓肌、脛後肌，以及能改善平衡和本體感覺（在任何時間點都知道身體部位在空間中哪個位置的感覺）的例行訓練。

## 蹠骨應力性傷勢

蹠骨（Metatarsal）──位於足部中間的五根細長的骨頭，連結了腳踝與腳趾，並形成足弓──特別容易受到重複性壓力的影響，不幸的是，在腳著地時，蹠骨會承受大部分的衝擊，很容易就會有勞損、發炎或骨折，骨骼中的應力反應會先顯現於移動時的疼痛加劇，在休息不動時能有所減輕，特點是觸摸時會痛、蹠骨上方的腳背處會有腫脹。

另一種超負荷損傷，蹠骨應力性骨折（Metatarsal Stress Fracture）通常是由跑步距離、頻率或速度增加過快所引起的，原因可能包括足部姿勢、不合腳的鞋子和跑步技術不佳，但通常歸結為訓練的顯著增加，或是髖部、腿、腳踝和足部缺乏肌力和柔軟度，加強臀肌、股四頭肌、小腿後肌和核心穩定肌群（Stabilizer）都能預防，而骨骼會隨著周圍的肌肉一起增強，對於腳趾的屈肌、足底和腓骨肌肉的鍛鍊將有助於強化蹠骨。

## 莫頓氏神經瘤（MORTON'S NEUROMA）

這種有時會感到疼痛的症狀會影響蹠骨球（Ball of the Foot），感覺就像你的襪子正在往內收束，甚至會像你的鞋子裡有顆小石頭，可能還會伴隨著腳趾的針刺感，莫頓氏神經瘤是通往腳趾的神經周圍的組織增厚，好發於第三和第四腳趾之間，受該症狀所苦的女性幾乎是男性的十倍，可能是由超出負荷、過度旋前和其他生物力學的不對稱，甚至是鞋子太緊所造成的。減少足弓壓力是根本之道，這包括小腿的伸展，尤其是小腿後肌和阿基里斯腱的肌肉，增強足底筋膜和其他足部肌肉也能減少足弓承受的應力，不過，能讓腳趾張開的較寬鞋類也許能大大舒緩疼痛。

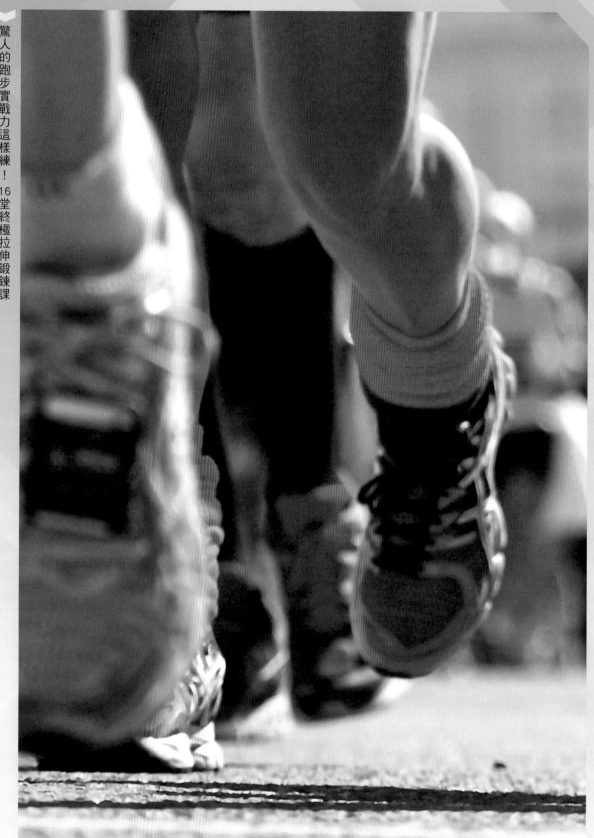

## 小腿後肌拉傷或撕裂傷

小腿後肌拉傷涉及小腿中（腓腸肌、比目魚肌或蹠肌）一塊或許多塊肌肉的損傷，這個傷勢會影響肌肉內的纖維，或是肌肉與阿基里斯腱相連的位置。小腿後肌在跑步時會迅速而大幅度地收縮，當腳蹬離地面時，小腿後肌的伸展可能會超過它承受肌張力的能力，這樣的應力可能會導致拉傷，更極端的情況下會導致撕裂傷。

肌肉組織的損傷會導致發炎，造成小腿後側疼痛、痠痛和緊繃，依據傷勢的嚴重程度，可能會在跑步時感到悶痛，或是在行走時感到劇烈刺痛，針對小腿後肌的強化顯然都將幫助肌肉承受更大的負荷，但臀肌對於蹬地也有貢獻，如果臀肌得以強化，同樣能減輕小腿後肌的過度應力。

## 跑者膝

跑者膝是用於描述膝蓋的髕骨（Patella）周圍或下方出現疼痛的常用術語，當膝蓋彎曲時引起的疼痛和僵硬，會讓爬樓梯甚至是走路都變得困難重重，醫學上稱為「髕骨股骨疼痛症候群（Patellofemoral Pain Syndrome）」，是由於髕骨未能在股骨滑車溝裡（Trochlear Groove，股骨末端的一個小凹槽）流暢地運動所導致，造成因素包括過度使用、過度旋前和髕骨位置不正，但最近的研究點出膝蓋在站立中期（身體在足部上方時）往內移動的距離是一個主要問題——女性更常受到跑者膝之苦，因為她們的膝蓋往內側移動得更多。

可以透過強化膝蓋周圍的肌肉來預防受傷，股四頭肌扮演了控制膝蓋的主要角色，而髖部肌肉則負責保持骨盆水平，如果這些肌肉比較無力，在你彎曲膝蓋時，骨盆就會往反方向下降，會讓膝蓋的移動軌跡承受額外的應力。

## 髂脛束症候群

髂脛束（ITB）是一條厚厚的纖維組織束，沿著大腿外側往下延伸，從臀大肌和闊筋膜張肌（TFL）延伸到脛骨，就在膝蓋下方，髂脛束與膝蓋韌帶一起運作，以保持膝蓋的正位，也是為了控制多餘的運動，而ITBS（「S」代表「症候群」）發生於髂脛束為了維持正位而過度疲勞的時候，臀肌和闊筋膜張肌會繃緊，把髂脛束往膝關節拉緊，使其反覆摩擦，這種摩擦會導致膝蓋外側刺

痛或疼痛，痛感會進一步在腿部往上或往下蔓延，甚至會影響到髖部，痛感會在沒有跑步時停止，但進一步的運動會使其惡化。

由於髂脛束與臀肌相連，只要這些肌肉有任何無力的狀況，都會導致膝關節的穩定性下降，會被往內或往外拉得更遠，現代久坐的生活方式使許多人的臀肌發展不全，因此更容易得到髂脛束症候群，所以強化這些肌肉及髖部會是有效的預防措施。

## 髕骨肌腱病變（PATELLAR TENDINOPATHY）

髕骨肌腱雖然短，卻非常寬，它從髕骨延伸到脛骨頂端，與大腿前側的肌肉一起運作，在跑步時伸展膝蓋，這條肌腱的病變會導致膝蓋輕微僵硬，或是膝蓋骨下方劇烈疼痛，尤其是在跑下坡路或下樓梯時（與跑者膝不同，膝蓋骨的頂端或側面不會有痛感）。

髕骨肌腱病變通常是使用過度造成的損傷，由肌腱反覆承受應力所引起，預防重點是鍛鍊股四頭肌和大腿後肌，減少肌腱承受的拉力，強化大腿肌肉，並確保肌肉平衡，抑制更強壯的肌肉對於肌腱的拉扯。

## 鵝足滑囊炎

鵝足（請見第48頁）是三塊肌肉（縫匠肌、股薄肌和半腱肌）的附著點，位於膝關節內、脛部後側。由於肌腱本身或用來緩衝肌腱和骨骼的滑囊（有滑液的小囊袋）發生變化，因而造成疼痛，該部位的肌腱病變和滑囊炎的特徵，是膝蓋骨以下的膝蓋內側會出現自發性的疼動，然後逐漸惡化。

由於有三塊活躍的肌肉負責掌控膝關節的內旋和彎曲，這個部位相當脆弱，肌腱、滑囊和骨骼之間的摩擦通常是過勞導致的，原因是膝蓋、大腿和腹部肌肉無力，所以強化內收肌、股四頭肌和大腿後肌是防止受傷的關鍵。

> **" 肌纖維越強壯，就能承受越多應力，也更不會拉傷或撕裂。"**

## 股四頭肌緊繃

股四頭肌的四塊肌肉位於大腿前側，這些肌肉本質上都是膝伸肌（Knee Extensor）——讓彎曲的膝蓋伸直的肌肉，除了在長跑後大腿偶爾會在隔天早上出現不適之外，通常不會發生太多疼痛，然而緊繃的股四頭肌會拉動膝蓋骨，使其無法保持正位，股四頭肌還會影響大腿後肌、髖關節和髖屈肌，造成走路時的疼痛和不適，外加骨盆傾斜、被往下拉，導致腰痛和姿勢問題。

過度活躍或久坐不動的人最容易受影響，訓練過度是其中一個關鍵因素，但整天坐辦公室會因為股四頭肌處於幾乎收縮的情況，導致股四頭肌繃緊，運用弓箭步、深蹲等運動來定期伸展和強化是一種理所當然的技術，但增強臀肌和周圍其他肌肉的肌力也同樣有效，那樣比較不會為了過度補償無力的肌肉，而對股四頭肌施加那麼多壓力。

## 髖屈肌的問題

髖屈肌是相當活躍的肌群，在擺盪期能驅動腿部往上往前，並在蹬地過程中控制著動作，過度使用可能會導致髖屈肌緊繃，但成因更可能是因為久坐，在坐著的姿勢中，髖屈肌會縮短，但仍會為了維持姿勢而運作。如果髖屈肌過度使用或過度伸展，腰肌的肌腱或髂腰肌滑囊可能會發炎，造成疼痛腫脹。

髖關節的不動性可能是導致身體其他部位疼痛的主因，如果髖部在腳轉動時缺乏向內轉動的靈活度，膝蓋就會承受很大的應力，緊繃的髖屈肌也會害脊柱不自然地彎曲，稱為「過度前凸（Hyperlordosis）」，這會造成下背部疼痛和痠痛，為了避免肌肉無力，可以針對髖屈肌進行特定的伸展運動，但強化臀肌、腹部肌肉和大腿後肌，可以確保該部位承受的壓力會比較小。

## 大腿後肌根部肌腱病變（HHT，HIGH HAMSTRING TENDINOPATHY）

這種常見且使人虛弱無力的症狀對跑者來說非常獨特，因為它主要集中在大腿後側的大腿後肌——這個肌群通常比較弱，但在跑步週期中是不可或缺的，關鍵部位是大腿後肌肌腱附著在骨盆底部的坐骨處（坐骨粗隆），這個部位承受的有害負荷會導致肌腱病變和滑囊發炎。

大腿後肌根部肌腱病變形成得很緩慢，但可能會使臀部其中一側或兩側都出現煩人的慢性疼痛，大腿後肌的肌力訓練顯然能預防病變，但鍛鍊髖

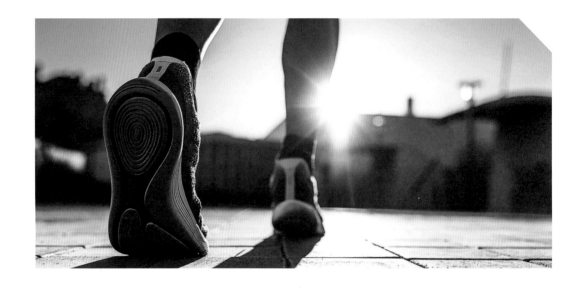

部肌肉——臀肌和外旋肌群（Lateral Rotators）——會在跑步時降低大腿後肌的主導地位，並減少髖內收和內旋，這兩者是坐骨負荷沉重的原因。

## 大腿後肌拉傷和撕裂傷

除了肌腱，大腿後肌也是跑者可能會受傷的部位，因為進行如衝刺和弓箭步這類爆發性運動時，肌腱或肌肉可能會伸展到超出極限，但更常是因為逐漸增加且反覆發生的過度伸展，導致大腿後側會有痛感及觸痛，移動腿部時也可能會疼痛難耐。

與大腿後肌根部肌腱病變相同，透過提升大腿後肌本身的肌肉間協調性（肌肉中所有纖維同時收縮和放鬆）、強化臀肌，使其在跑步週期中能有效地出力，並使髖部肌肉能掌控骨盆，這些都有助於預防大腿後肌受傷。

## 臀部肌腱病變（GLUTEAL TENDINOPATHY）

雖然臀肌這個關鍵肌群會碰上各種傷勢，但臀肌本身也可能是疼痛的來源，臀肌腱是連接臀肌與髖骨的堅韌纖維，由於這些肌肉讓髖部能外展和穩定骨盆，所以臀肌腱很容易壓力過大，髖部和臀部肌肉控制能力不佳的跑者特別容易發生。

髖部疼痛可能是突發性的，還會伴隨肌肉僵硬、髖部肌肉的肌力喪失，避免受傷的關鍵同樣是骨盆穩定性和減少髖部負荷，而且可以透過強化臀肌和其他髖部肌肉的鍛鍊來實現。

## 梨狀肌症侯群（PIRIFORMIS SYNDROME）

梨狀肌是位於屁股的束狀肌肉，從脊柱底部的薦骨（Sacrum）延伸到股骨（大腿骨）頂端，梨狀肌能幫忙穩定髖關節，以及將大腿抬起及往外旋轉，如果過度疲勞，梨狀肌就會收緊，對覆蓋於下方的坐骨神經（Sciatic Nerve）施加壓力，患者常把梨狀肌症侯群誤以為是坐骨神經痛（Sciatica），其症狀包括沿著腿後側、屁股，甚至是小腿和足部的轉移痛（Referred Pain）。

大量且持續不斷累積跑步里程是梨狀肌症侯群的常見成因，因為重複性的動作會使肌肉疲勞，但患者反而經常在坐在辦公桌前或車子裡時感到不適，而不是在跑步的時候，梨狀肌本身也許能透過伸展運動來舒緩，但對於周圍髖部肌肉的肌力訓練也能減輕跑步時的一些負荷。

## 薦髂關節疼痛症候群（SACROILIAC SYNDROME）

薦髂關節（Sacroiliac Joint）是骨盆的一部分，位於腰部下方（可以看到兩個腰窩），是骨盆中小而緊繃的關節，能提供支撐和穩定性，還扮演了在跑步時吸收衝擊力的重要角色。當關節變得僵硬或鬆動時會出現薦髂關節疼痛，髖部或下背部會感到緊繃或扭曲、下背部和屁股會覺得疼痛，痛感還可能會蔓延至髖部下方、腹股溝或大腿根部。

在跑步過程中，骨盆會吸收腿部的衝擊和負荷，倘若髖部、脊柱和骨盆的肌肉無法提供足夠的穩定性，薦髂關節就會受到影響。關於薦髂關節存在著許多爭論，它是一個排列緊密的扁平關節，而爭論重點是薦髂關節是否有任何運動，真正的答案是它無法從「該處」移動到「他處」，也不能「出」或「入」，它只能「存在」。話雖如此，薦髂關節可能有功能障礙，而考慮到它是一個關節，而不是固定的骨頭，透過治療來改善關節對我的個案產生了驚人的正向影響。

> **❝提升肌肉間協調性、強化臀肌，使髖部肌肉能掌控骨盆，都有助於預防大腿後肌受傷。❞**

## 腹股溝拉傷（GROIN STRAIN）

腹股溝不是肌肉，而是腹部和大腿之間的部位，它是內收肌的起點（肌腱附著點），功用是把腿往內拉，這些肌肉不是跑步週期中的推動力，所以通常不會因為跑步而受傷，但它們可能會因為突然停止、出力或改變方向而拉傷，除此之外，當跑者改從事其他運動，像是足球時，可能會因為更頻繁地用上相對較弱的內收肌而感到挫敗。

大腿內側會有腹股溝拉傷的痛感，從鈍痛到劇烈疼痛都有，尤其是在移動腿部時，而且可能要一週到三、四個月的時間才能完全恢復，為了降低內收肌受傷風險所要強化的主要部位包括大腿內側的肌肉和髖部外側的肌肉——尤其是臀肌，而核心穩定性和平衡的鍛鍊也有幫助。

## 下背痛（LOW BACK PAIN）

背部是由一大片複雜的下背部肌群所支撐，這些肌肉支撐著脊柱，包括伸肌、屈肌和斜肌，日常生活不太可能像跑步一樣會用到這些肌肉，所以你可能會發現自己的背部肌肉天生就比較無力，大約有80%的人在一生中會碰上嚴重的下背部疼痛，儘管下背痛有許多成因，但其中多半都跟背部肌肉的無力有關，強化大腿後肌、臀肌、腹肌、腹外斜肌和其他核心肌肉都能增加穩定性，緩解下背部的應力。我看過很多跑者患有背痛，這通常歸咎於髖屈肌緊繃，你可以在第48至49頁深入了解背部的解剖構造。

下背痛的症狀從劇烈的局部疼痛到分布廣泛的悶痛都有，除了脊柱周圍肌肉的緊繃或痙攣之外，脊柱本身的脊椎骨和椎間盤問題有時也是疼痛的來源，不過關於椎間盤磨損、「膨出」或突出的討論已經成為過去式了，脊椎的變化可能是衰老的自然結果，可是雖然我們能接受頭髮會變白，或是臉上會長皺紋，體內某些器官也可能會顯現出衰老現象的概念卻會讓人們感到擔憂，或許最後還要動手術，還可能會發現椎間盤的問題其實並不是疼痛的主因——手術本身可能還會引起疼痛，也無法真正解決問題。我認為若能確實理解和解釋椎間盤發生的這些自然變化（這些事件通常不會引起任何疼痛），就能避免一些背部手術。在許多情況下，下背痛的患者能進行一些簡單卻有效的鍛鍊來強化肌肉骨骼系統，消除症狀，如果你想讓這些部位維持強壯，或是增加肌力來減輕疼痛，那麼本書有些很棒的鍛鍊能執行。

## 上背痛

駝背——坐在辦公桌數小時後所達到的姿勢，會對脊椎骨和背部肌肉造成嚴重的傷害，肌肉無力會導致跑步時頭部前傾和脊柱向外彎曲，進而讓上背部承受應力、造成疼痛。雖然改善姿勢會有幫助，但關鍵在於提升上半身的肌力，尤其是肩頸和背部的斜方肌、菱形肌（Rhomboid Muscle）及核心肌群，另外也建議抬頭挺胸，這樣能增加肺活量，脊柱的緩衝能力也會更好。

## 肩膀和頸部疼痛

大多跑者的肩頸傷痛都能歸因於姿勢，隨著身體開始疲勞，下巴會往前伸出，肩膀會內縮並聳起來，這會讓肩膀和脖子根部的肌肉承受應力，進而導致煩人的疼痛。此外，這些部位也很容易受到轉移痛的影響，也就是在不是疼痛真正來源的部位感受到疼痛。

在肩頸疼痛的情況下，關鍵肌肉包括上背部中心（胸椎，Thoracic Spine）兩側的斜方肌，它們能為脊柱上段和中段提供柔軟度，通常是轉移痛的來源；還有肩膀的旋轉肌袖（Rotator Cuff），它負責維持手臂的擺動。

## 緊張性頭痛（TENSION HEADACHE）

緊張性頭痛有時被稱為「運動頭痛（Exertional Headache）」，是發生在頭部任一側的搏動性疼痛（不是劇烈疼痛），痛感可能會持續幾分鐘到幾天，可能是由脫水或血流因素造成，但也可能是由肩頸和脊柱的肌肉緊張度所引起，所以上述提到的肌肉問題都是相關的，但也應該注意保持頭部擺正的幾個肌群有沒有肌力失衡，也就是伸肌和屈肌。

**❝ 關於椎間盤磨損、「膨出」或突出的討論已經成為過去式了。❞**

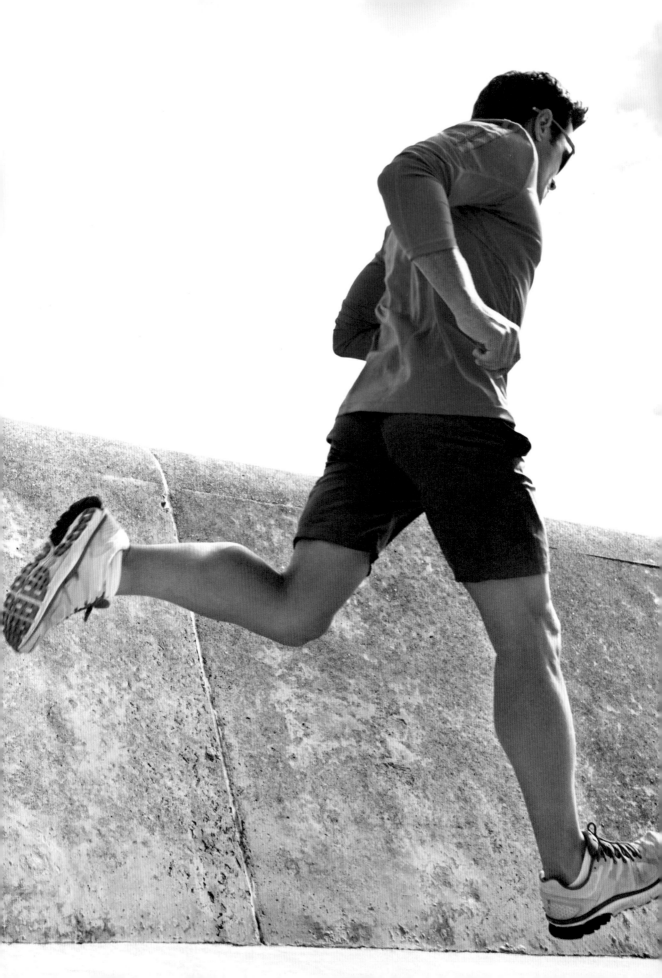

第十一章

# 傷勢應對法

　　你知道嗎？當運動員受傷時，他們難過的程度會跟喪親之痛一樣！我敢說這對許多人而言可能很難想像，但如果你心中有一個特定的競爭目標，那麼在許多情況下，這就是一種對於目標遠勝於生命中其他事物的痴迷，當那個目標像失去親近的人一樣突然被奪走，肯定會讓人陷入憂鬱。

　　得憂鬱症當然是個很極端的例子，但我時常在我的物理治療所看到類似症狀，而且不是只有菁英運動員會這樣……好勝的社團跑者同樣會有這種感受！老實說，任何認為跑步速度意義重大的人都會如此。

　　我們需要認清現實。這並不像是一名受傷的戰士在衝出戰壕時，得通過肯定會小命不保的無人區。你只是需要實現一個健身目標，也許是為了一個慈善活動募款，你所有親朋好友都為此做出了貢獻，你們所有人可能還預訂了旅宿，對你來說根本不可能退出，這種情況造成的焦慮，在我經營的診所中屢見不鮮。跑者不想被治療師告知他們不能跑步，我也很少因為這個原因說出那些可憎的話，這並不是說我有時不需要說出口，宣告跑者不能跑步的言詞都是在提出一個看似沒有解決方法的問題，所以正如傷勢就是會發生一樣，多數狀況都有解決辦法。

　　讓我稍微偏題一下，你為什麼要買電鑽？你知道電鑽很吵、會鑽出灰塵，而且至少在我使用時會破壞牆壁。你想要電鑽的原因與想要擁有電鑽本身無關，重點在於你想在牆上開一個洞，你想要的是最終的結果，如果有人跟你說一隻鬣蜥也能鑽出同樣精確的洞，那你也會買一隻鬣蜥！你把電鑽看得如此重要的唯一原因，是因為它能讓你達成目標。作為一名物理治療師也是如此，我們是電鑽，不是牆上的洞。這個比喻能讓我們理解：一名物理治療師宣告你不能跑步，就跟一個無法鑽洞的電鑽（或鬣蜥）沒

兩樣，你來到我診所的唯一原因，是你遇到了使你無法隨心所欲跑步的問題，而解決那個問題便是我的工作。

所以當你來到我的診所時，為了評估你的身體情況，我需要你回答三個關鍵的問題：

1. 你的問題／疼痛／傷勢讓你沒辦法做到哪三件事？

2. 傷勢復原後你的三個目標是什麼？

3. 達成那些目標對你有何意義？

這能讓我得知你需要在牆上鑽什麼樣的洞、要鑽洞的位置和時間，以及你有多希望能及時完成。

我為什麼需要這些資訊？因為沒有的話，我可能會提供你一個完全不切實際的治療方案，修復傷勢有許多不同的方法，在私人診所中，不同的療法可能會影響花費的金錢與時間，每週治療一次以上對復原非常有益，但如果個案不擔心恢復需要的時間，那我們就能以比較慢的速度來治療，舉例來說，如果個案碰上嚴重的肌腱問題，使用經臨床證明的療法，像是結合高功率雷射的震波治療（Shockwave Therapy），能將復原速度提升至少 40%，但需要支付大筆金額，這並不是指絕望和時間有限的人會被收取更多費用，只是雖然我們有許多資源能利用，但我們的精神是試著以成本效益最佳的方式治療，同時像個案一樣專注追求他們的目標。

所以首先，我們要讓受傷的運動員理解，他們的目標對我們來說極其重要。簡而言之，我們會分擔個案的重擔；其次，我們不會設下障礙，而是解釋你「需要」做什麼、「應該」做什麼和「可以」做什麼。說「你不能跑步了」毫無意義，因為那會為個案的心理帶來諸多焦慮，未來也會產生問題，但我們可以用相同的話帶來正向的結果，請耐心看下去……

　　瑪麗來找我看診，她患有足底筋膜炎，在大多數診所，她會被告知「瑪麗，妳不能繼續跑步了」，她的心情因此跌到谷底。此後其他人說什麼她都聽不進去，她已經失去目標了，可能永遠不會再次穿上跑鞋，儘管沒人解釋是永遠不能跑步，還是在傷勢好轉前不能跑步。

　　我的論點是，我們應該為個案提供解方，所以重點來了！看你比較喜歡哪種說法：

　　「瑪麗，妳還是有很大的機會能在秋天去跑馬拉松，今天妳來做物理治療真是太棒了，因為我們有足夠的時間能讓妳先完成一項很有用的訓練計畫再去參賽，而當妳完賽時，那感覺一定會很棒。接下來可能要進行交叉訓練一陣子，而不是練跑，這會對妳的心肺帶來同樣的鍛鍊，我們可以加入一些肌力訓練和技術建議，讓妳能跑出更好的成績。」

　　所以現在瑪麗聽到的是她的夢想並沒有破滅，她甚至能提升跑速，而且有人會分擔她的重擔。當然，很多人一看到這裡，就會認為我給了她虛假的希望，那完全不對，我給了她希望，而且絕不是虛假的。我希望她能康復，我也有工具能使用，像是成功率 82% 的震波療法，我有無數名個案比瑪麗更快克服了同樣的傷病，而且幾乎沒有人沒康復，生命中沒有什麼事是有保證的，但我敢打賭，如果她有遵照我的治療計畫和建議，那她肯定能戰勝病痛，如果瑪麗很接近，但沒能成功怎麼辦？那麼我們還是以一個團隊的身分一起做了能做的一切，我們知道我們已經付出了所有，最壞的情況是：瑪麗確實為自己感到驕傲，她的親朋好友很可能（希望如此）還是會捐款給她的慈善機構，除此之外，一旦她完全康復，她無疑會再次參賽，但抑鬱、疏遠，以及可能又一名跑者放棄，永不回歸的最終情況絕對不會發生。

　　我們對於像瑪麗這種人說的話語比採取的行動更為重視，除非必要，否則絕不會宣告一位跑者不能再跑步。這樣的作風也使我們獲得好評，對於轉診介紹有很大的幫助，對治療結果更是如此。

**" 我的論點是，我們應該為個案提供解方，所以重點來了⋯⋯ "**

因此，如果你真的受傷了，請務必先評估情況，並以不同的觀點審視，在生活中，還有其他比賽和許多事情同樣需要我們以成熟的情緒來應對，簡單來說，擔憂是一種毫無意義的情緒，除了在體內增加壓力荷爾蒙之外不會有任何作用，而我能告訴你，擔憂這種感覺會大大降低你從傷病中康復的能力。

宏觀而言，跟你的物理治療師一起制訂計畫，然後去探究你將如何，以及能在何時重拾你選擇的訓練計畫，為了提供所有跑者希望，我見證過從制訂完善的康復計畫中回歸的許多跑者，他們的個人最佳成績比那些採取過於艱辛訓練計畫的人還要好，而且幾乎在所有情況下，最終成果都相當優秀。

所以我能斬釘截鐵地說，對於全心投入的人來說，受傷其實能讓你成為更厲害、更強壯，速度更快的跑者。

## 按摩

按摩是一種非常有效的干預治療——這個主張有各種不同的科學證據支持，我不想用長篇大論來探討安慰劑效應，但如果你在狀況很糟時走進一家診所，離開時卻覺得美妙無比，還跑出個人最佳成績，那你會在乎反對科學的人有什麼話要說嗎？

按摩那些疼痛、感覺緊繃、好像限制了你的肌肉，如果方法正確又有力，再加上伸展和強化鍛鍊，就能為現代運動員避免許多疼痛，按摩可以刺激血液流動，並以其他治療做不到的方式揉捏激痛點（Trigger Point）和肌肉結節，我會花許多篇幅用驚人的科學評論來說服你嗎？不會，我只會找到一些證明有好結果的研究，

> **❝如果你真的受傷了，請務必先評估情況，並以不同的觀點審視⋯⋯擔憂這種感覺會大大降低你從傷病中康復的能力。❞**

雖然證明沒有效果的研究也一樣多，但先別考慮太多，如果這個方法對你有效，能讓你的狀況好轉並重拾訓練，那就去做吧，而且它肯定不會造成任何傷害。

在我經營診所的 18 年以來，按摩已經成為我們治療的基石，也是我們徒手治療中不可或缺的要素，儘管這項技術正受到研究疼痛的科學家的嚴格審視，他們宣稱我們以按摩來治療個案，會加強個案相信自己身體出了毛病的看法，藉此讓個案依賴我們的治療，不過我能保證，許多年來，看著許多快樂的運動員受益——見證莫‧法拉（Mo Farah）、寶拉‧拉德克利夫（Paula Radcliffe）和史蒂夫‧克拉姆（Steve Cram）等人都受益於此，並進一步打破運動界的頂尖紀錄——對我來說，這比針對 28 名 18、19 歲的美國大學運動員進行研究，發現按摩無法帶來具體或統計相關的益處更為重要。我知道這麼說會讓科學界對我怒不可遏，但你在訓練中會跟隨誰呢？是莫‧法拉、寶拉‧拉德克利夫？還是試圖證明一個眾所周知、經常使用的干預療法其實是一場騙局的某個人？對於針灸的質疑，數十年來也從未停歇，但中國人不予理會，並繼續使用這種早於我們整個西方現代醫學文化的療法，這不代表它就是正確的，它只是建構出一個自由的環境，讓想接受治療的人在最壞的情況下也不會受到傷害，而在最好的情況下能掌握一種尚未發現的力量，或是得到一種非常有效的安慰劑。

我們以一個問題來下個簡短的尾註：安慰劑為何被視為壞事？如果有人感覺有好轉，能再次訓練、移動、比賽並獲勝，那麼他們真的會在乎那一天有受到什麼黑暗未知力量的影響嗎？他們只知道自己達到了驚人的成就，而且他們為了實現目標所做的所有努力，都在身體和精神上發揮了效用。我可以告訴你抽菸、喝酒和熬夜會損害表現，但按摩不會，所以如果按摩對你有效，不用顧慮太多，想按摩就按吧，因為我可以用科學方法詳細寫下我在診所每天見到的景象，也就是按摩幾乎能適用於所有人。

## 發現弱點所在

作為一名物理治療師，在決定採取任何干預治療之前，我會先確認問題為何，我有時候要面對一名受傷的跑者，有時候是一位健康強壯的跑者，他的訓練可能碰上了停滯期，修正某些東西不代表一定要找到有所損壞的，也可

能是要找到整體之中次佳並限制表現的部分，跑者能用類似的方法來檢視自己的表現。

讓我們再次運用先前對於自行車車輪的比喻，你可能無法用肉眼看出車輪彎曲了，但如果你能透過影片重播，以慢動作正面檢視旋轉的車輪，你會看到車輪多餘的移動，這顯然會影響自行車的性能，更糟的是，如果任其維持這種狀態，其他零件可能會更快損耗。

然而，發現問題存在並無法得知支撐車輪的 32 根輻條中是哪一條有問題，你只能確定有問題存在，現在你得辛苦地測試每根輻條，直到你找出太鬆或太緊的輻條，然後測量出這些輻條需要轉緊或轉鬆的幅度，接著重新測試系統，確保有達到想要的結果，再來，你需要檢查系統中的其他零件，才能得到未來最有可能成功的機會。

然而，作為物理治療師，我們有辦法看出模式，能比逐一測試更快找到正確的「輻條」，我們有自己的眼睛和經驗，還有很多電腦輔助科技，而人工智能（AI）也開始在這個領域發揮作用。

但當你自己一個人在家或在健身房，該怎麼做呢？如果你有傾聽你的身體，你已經有了一些答案，例如，你的哪隻手臂更強壯？你更常依賴哪條腿，或是用哪隻腳起跳？你有疼痛或受傷的經歷嗎？盡可能詳實列出你的狀況，並說明問題是發生在身體的哪一側。

例如：

1996 年：左膝受傷

1998 年：左膝再度受傷

2000 年：下背部左側疼痛

2004 年：左膝前十字韌帶（ACL）斷裂

2005 年：動手術修復 ACL

2006 年：左側背痛

2009 年：左肩疼痛

2012 年：發生頸部疼痛和頭痛，並持續不斷

這看起來太假了，像是為了說明觀點而捏造的，但其實這是我自己的情況，你可以說我的身體左側有很明顯的弱點，重點在於透過這些觀察，能引導我們做出更好的診斷，而記下所有因素確實能幫助你在開始進行一些基本測試前了解自己的身體。

## 測試

在你回答了前面描述的問題後，如果你還沒嘗試過，那你可以回到第九章進行我列出的測試，這並不是一個無所不包的物理治療評估，但它能幫你找出最明顯需要鍛鍊的部位，例如，站起來做個側屈——要非常標準，身體沒有前傾或後傾，膝蓋或腳踝保持不動，一個純粹的站姿側屈。請朋友幫忙把手指擺在你往外伸的手能碰到的高度，然後換邊執行並比較結果，如果有一邊能碰到的位置比較低，那請在側屈程度比較低的那一側伸展個幾天，然後重新評估，這麼做應該能讓你進步，但你無法得知是什麼原因造成的，接著暫時不要伸展，過幾天後再次測量，如果同樣的差異再次出現，那麼就是你常有的某種舉動會造成差異，仔細審視你的坐姿、睡姿、辦公桌的配置等等，看你能否透過調整這些細節來獲取任何邊際效益。

如果你再次伸展肌肉，而且習慣的改變也沒有帶來任何進步，那也許該找專業人士談談，以更專業的角度仔細檢視，而即便是這種情況，至少你現在擁有一些基本工具能幫助自己。

不過有一點要提醒，當有人因為一個複雜的問題來到我的診所時，如果他們已經接受過部分的改善，像是某人或其他東西（如這本書）給他們做的很多鍛鍊，或者他們接受過某些治療，這通常會很難做評估，代表我們能看見的慣常模式不會那麼容易顯現，從另一方面來說，有了本書的幫助，你可能根本不需要去找治療師，無論如何，如果你有記下你的發現及處理方式，應該就有足夠的資訊能讓你的物理治療師推論出你的情況。

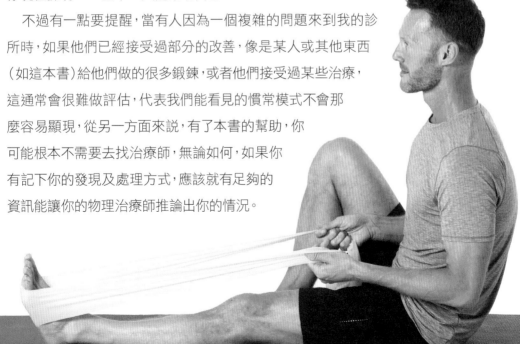

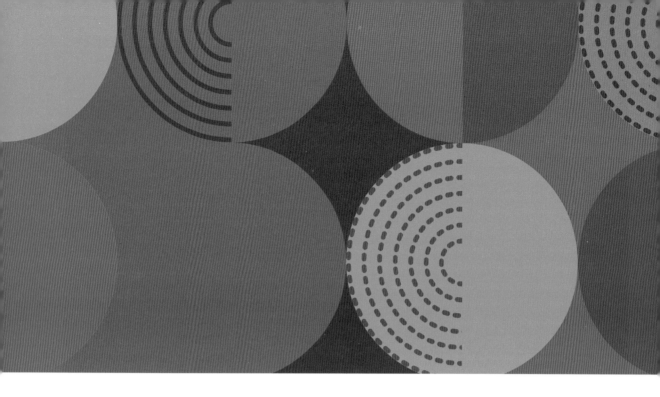

## 發展出對損傷的自然防護

　　當你發現自己處於身上沒有傷和訓練良好的狀態時，你可能會想到「這一切都太順利了，希望我不會受傷」。

　　每個人都曾有過這種想法，不過這個時候很適合了解「疼痛科學」，這是對我們大腦和疼痛相互關聯的一個相對較新的理解，但並不是每次都能派上用場，最簡單的解釋方法是「馬拉松妄想（maranoia）」這個詞，這是在馬拉松（或你持續訓練準備迎接的任何大型比賽）進行前最後幾週出現的妄想症，其概念相當簡單：你開始覺得每次輕微的刺痛或隱隱作痛都是重大傷勢的開端，並在許多情況下，開始相信你碰上了會終結比賽或跑步生涯的問題。實際的情況是，對於絕大多數人來說，這是大腦在欺騙你，我們換個角度檢視，你讀這段文字的此刻是坐著的嗎？坐得舒服嗎？也許你覺得非常舒服，如果我點出你的下背部其實正微微感到疼痛，坐骨（坐骨粗隆）也很痠痛，而你需要調整你的坐姿嗎？這時有許多人會稍微改變一下坐姿，突然注意到原本不存在的疼痛，在這個情況下，你已體驗到你清醒的大腦是很容易製造出痛感的，疼痛和損傷並不是綁在一起的，疼痛是大腦理解接收到的大量訊號的方式，然後針對該訊息應用你個人的向上或向下調節（Up or Down-regulation），你的傷病史、信念、經歷、你讀

過和聽過的一切都會有所影響，然後這會在你的大腦中產生反應，這種反應可能是比原本應該感受到的更大痛感。

　　我們再舉一個例子，你往一張沉重的大理石咖啡桌走去，猛地撞到了脛部，你又吼又罵，一邊跳來跳去，在沒有看到流血或立即腫脹的情況下，你的大腦得到可靠的證據，顯示撞到咖啡桌幾乎不可能危及性命，而且疼痛很快就會消退，接下來幾天肯定會有瘀傷，也許脛骨部位會稍微腫起來，但在尷尬地跳來跳去幾分鐘後，生活還是要過下去。現在我們用完全相同的傷勢來假設，但這次你是在過馬路時受傷，有一輛開得非常慢的汽車撞到了你的脛部，路人馬上衝過來，要你趴在地上，有人幫你蓋上毯子，醫護人員趕到現場，用擔架把你送到醫院，接著進行 X 光等等的檢查，四、五個小時後你帶著肇事駕駛的保險資料回家，準備提出索賠，醫生可能還會建議你拿枴杖、請假不要去工作，而每個人都跑來照顧你，因為你被車子「輾過」。這個完全相同的組織傷勢會導致痛感和未來的無力和煩躁感大幅增加，這是由於你在危險的交叉路口被「撞倒」所引起的。

　　了解疼痛科學要如何幫助我們避免受傷？這個概念是在說明悶痛和疼痛時，我們必須採用一定程度的相應行動，活動通常是最好的療法，所以與其花時間擔憂潛在的悶痛或疼痛可能真的會變成自我實現的預言，我的建議是把時間花在建立自己的防護措施，你要提供大腦夠多可信的證據，證明你跟「容易受傷」完全沾不上邊，方法是花時間進行全面性的肌力與體能訓練，而當你真正受傷時，幾乎不需要什麼努力就能恢復，讓你能迅速回歸，將休養的時間減到最少。

　　你需要做的就是不斷告訴你的身體和大腦，你不是玻璃做的，而熬過所有勞苦後，那些悶痛和疼痛只是在辛勤訓練過後從身體消失的弱點，而不是你的潛意識想要相信的世界末日。

> **「花時間擔憂潛在的悶痛或疼痛，可能真的會變成自我實現的預言。」**

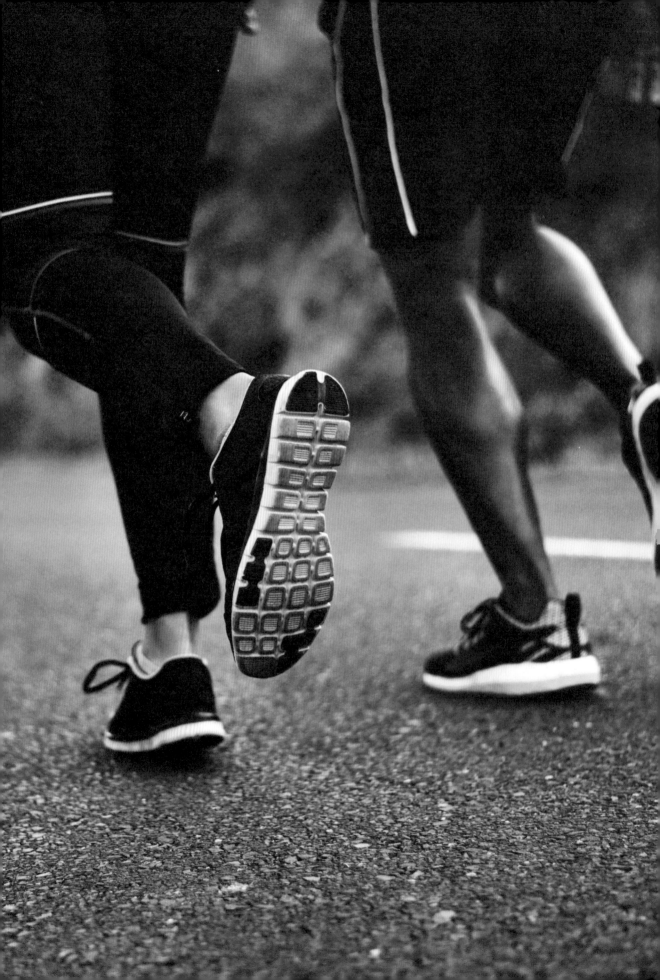

## 第十二章

# 基礎伸展

在跑步或任何運動開始前，無精打彩地做幾個靜態伸展的時代已經過去了；現代科學指向了一種熱身的形式：動態運動，「動態」是指要做出許多動作，而且是漸進式的動作，讓各處關節和肌肉在活動範圍內伸展，為運動需求逐步做好準備。

在追求更精進的跑步技術、更快的速度和降低更多受傷風險的過程中，熱身至關重要，但是過去 20 年來所呈現的資訊一直是互相矛盾的，所以需要在這裡進一步闡明，本章節就是要為你說明並提供建議，讓你打造出專屬於自己的熱身運動。

## 如何使用本章節

本書的目的在幫助你找到最佳狀態的「自己」，這樣你就能提升跑步表現，以及避免受傷，基礎的鍛鍊就是這個目標的基石，所以如何執行的精妙細節就是本節的主要重點。

為此，每項鍛鍊都會用概述、需要的技術和應有的感覺來進行，還會提供初級、中級和高級跑者應該完成的重複次數和組數的詳盡資訊。

但這是什麼意思？怎樣才能叫做高級？其定義跟你作為跑者的能力無關──那會是一個愚蠢的錯誤。舉例來說，你可能是剛接觸跑步的新手，但當過體操或舞蹈職業運動員，在這種情況下，你要做的是所有伸展運動的高級版本，但在肌力鍛鍊方面可能要做中級的版本；同樣地，剛接觸跑步的健身房常客可能會覺得肌力訓練非常容易，能直接挑戰高級版本，但在伸展運動可能要從基礎等級開始訓練。無論是哪種情況，最好都從初級開始，看看你是如何進行，並且只有在你能輕鬆正確地執行時才能挑戰下一個級別。

# 站姿側曲

初級：左右各做 2 次，維持 30 秒
中級：左右各做 3 次，維持 45 秒
高級：左右各做 4 次，維持 60 秒

　　下背部左右兩側的肌肉稱為腰方肌，從下肋骨開始延伸，連接到骨盆上緣，當你往一邊側曲時，腰方肌會伸展，並以收縮的方式來幫助身體回歸直立，其功用是在跑步過程中幫助你穩定，重要性自然不在話下，這項鍛鍊是要伸展腰方肌，在你嘗試側曲時，只要想著用手指順著褲子側縫線往下移動，就很容易想像，要注意身體不要向前或向後傾斜。

## 技術／操作說明

1. 雙腳與髖部同寬，一隻手順著大腿外側往下移動，當身體往一側彎曲時，看你的手能往下摸到多低。
2. 維持在那個位置至少 30 秒，重複做完指定次數。

**應有感受：**這是對於下背部側面的深度伸展，肌肉得到放鬆時會令人感到驚訝，但可能需要一陣子才能看見效益，關鍵就在於堅持不懈。

**額外的建議：**如果你偷懶，身體往前或往後彎，那將完全失去伸展的效用，膝蓋彎曲或是腳跟離地也是，你的手能往下碰到的位置就是你現在的程度，用數週的努力來嘗試拓展你的活動範圍，人們在做這個伸展時看起來可能很厲害，但他們往往會漏了一個關鍵的動作，那就是身體要挺直。

**器材（如有需要）：**無。

**目標部位：**腰方肌。

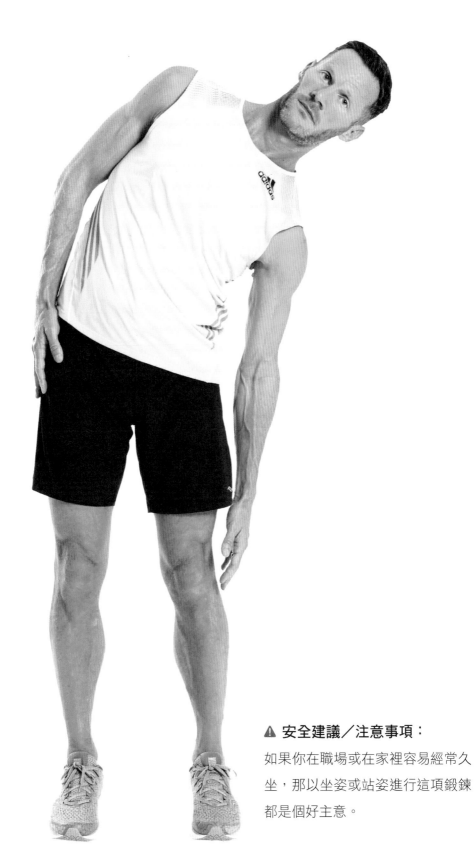

**⚠ 安全建議／注意事項：**

如果你在職場或在家裡容易經常久坐，那以坐姿或站姿進行這項鍛鍊都是個好主意。

# 側向交叉步

初級：兩腳各做 20 次
中級：兩腳各做 30 次
高級：兩腳各做 40 次

　　這是一種側向的慢跑，並以「咿哈（yee-ha）」的排舞風格搭配高抬膝，如果你能想像要在一條非常狹窄的走廊盡可能側身快走，偶爾要跨過柵欄，那你就能完美地在腦中模擬這個伸展運動。

## 技術／操作說明

1. 往左邊移動，首先慢慢地把右腳跨到左腳前方。
2. 右腳往外跨，呈側步姿。
3. 左腳抬高，呈抬膝動作，同時跨過右腳並置於右腳的左側。
4. 再次把右腳往左側跨出並重複，先慢慢地用走的，然後逐漸提升移動的速度和力道，直到你能迅速往側面移動。
5. 這次改用另一隻腳先啟動的方式回到原位，同時要面向同一個方向。
6. 重複做完指定次數。

**應有感受**：就如同《天鵝湖》（Swan Lake）中流暢的舞蹈，只不過是穿著跑步的服裝，而且比較少爵士手的動作。

**器材（如有需要）**：無。

**目標部位**：這是全身性的熱身運動，目標是提升協調性、鍛鍊臀肌、內收肌和外展肌。

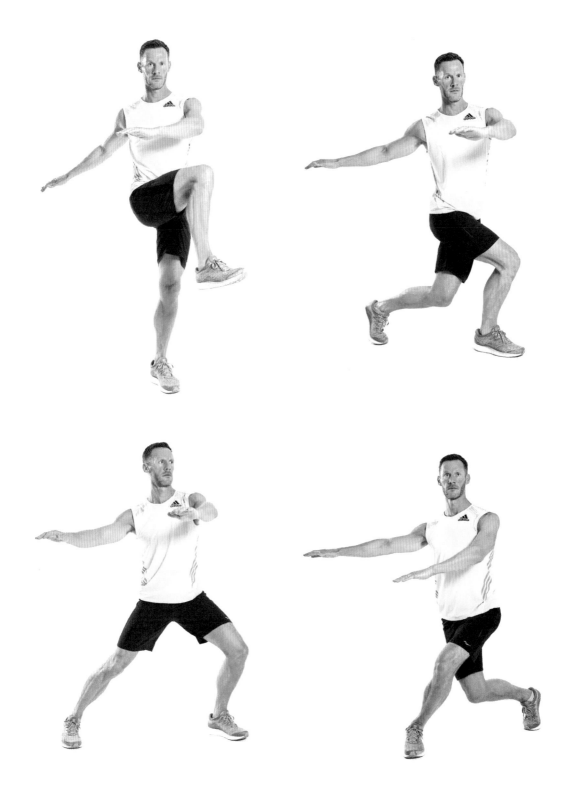

⚠️**安全建議／注意事項**：不要絆到自己，一開始先放慢動作，建立節奏，可以先用走的進行
練習，然後慢慢提高速度，在最快的速度下橫移相當長的距離。

## 側弓箭步

初級：兩腳各做兩組，一組 10 下，每兩天做一次

中級：兩腳各做三組，一組 20 下，每兩天做一次

高級：兩腳各做三組，一組 30 下，每兩天做一次

　　側弓箭步就像是在婚禮上喝醉叔叔的迪斯可舞步，你只需要往側邊跨步，並在跨步的同時讓身體往下降，沒必要學喝醉的叔叔模仿藍波那樣把領帶綁在頭上，但重要的是在往下蹲時維持對身體的控制，髖部要確實往下，同時還要保持身體挺直。

### 技術／操作說明

1. 從站姿開始，將雙手放在髖部或是交握在胸前，然後往旁邊跨步。
2. 跨步的腳落地時，彎曲你的膝蓋，同時身體維持打直，你要往下蹲低到膝蓋呈 90 度彎曲，但這可能需要一段時間才能做到。
3. 如果你無法維持身體打直，一開始膝蓋不需要彎曲那麼多，可以隨著肌力增加，在未來數週逐漸增加鍛鍊強度。
4. 重複做完指定次數。

**應有感受：**做這項伸展運動的最初幾次可能會覺得很容易，但如果你的膝蓋會有喀喀聲，這樣的聲音可能會讓你有點畏懼，膝蓋的移動軌跡很重要，如果你會擔心，那請向物理治療師尋求評估。

　　在執行的過程中，你的股四頭肌和臀部肌肉應該會開始感到有點疲勞，練到有很深的灼熱感是可以的，在健身房健身也會有這種感覺，但只有在你能維持正確姿勢的情況下才能繼續做下去，辛苦訓練並沒有錯，但請勿為了擠出額外的重複次數讓姿勢跑掉。

**器材（如有需要）：**你只需要一塊空地，進行這項運動的人都會在快做完一組動作時發出奇怪的咆哮聲……

**目標部位：**這是一項肌力鍛鍊，主要是強化股四頭肌和臀肌，但過程中踝關節也會大量屈曲，此外，下背部、核心和大腿後肌也會得到很不錯的鍛鍊。

**你知道嗎？**側弓箭步在比賽日之前非常有用，當你在進行跑步訓練時，幾乎不會有物品或人會妨礙你，但在馬拉松這類大眾參與的活動時，要避開地上大量的飲料瓶、擋路的人跟奇怪的犀牛服裝，如果不做這項鍛鍊，你將無法為賽事所需要的大量橫向移動做好充足準備，而且在距離較長的賽事中，有許多人就是因為這個原因而受苦。

⚠ **安全建議／注意事項：**

一開始最好不要過度鍛鍊，這不是你經常會有的姿勢，所以一開始就過於猛烈地鍛鍊會讓你的臀肌痠痛，下樓梯時只能用倒退的方式。在弓箭步這個動作中過度伸展的另一個風險是腹股溝部位，所以請勿操之過急，逐漸增加鍛鍊強度。

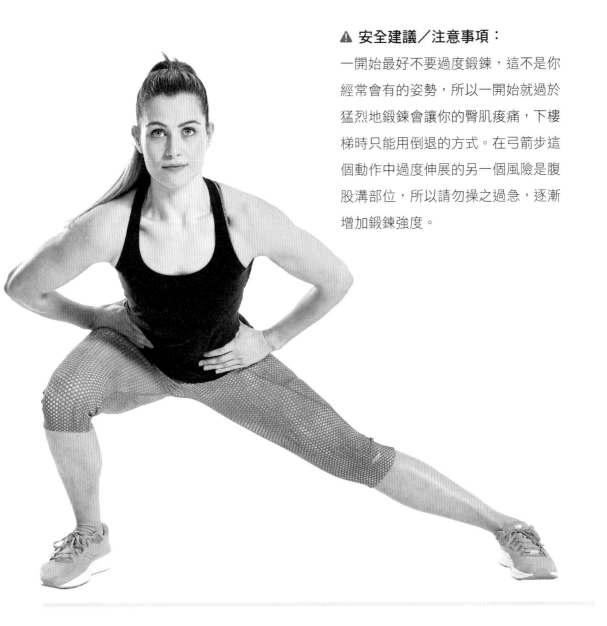

# 弓箭步抱膝

初級：兩腳各做一組，一組 10 下
中級：兩腳各做兩組，一組 10 下
高級：兩腳各做兩組，一組 20 下

　　弓箭步抱膝是一種很極端的熱身運動，在活動髖關節、膝關節和踝關節的同時，你也會在這一組動作中伸展到髖屈肌、臀肌、大腿後肌和股四頭肌，這非常棒，不過這組動作會讓你看起來像在演蒙提 · 派森（Monty Python）的搞笑短劇。

### 技術／操作說明

1. 從站姿開始，抬起一隻腳，並將膝蓋完全彎曲。
2. 把膝蓋拉到胸前，然後在往前做弓箭步時放開膝蓋，雙手擺到髖部上。
3. 站起身後，用另一隻腳重複上述動作前進。
4. 重複做完指定次數。

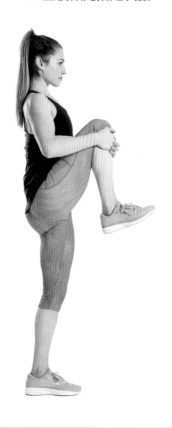
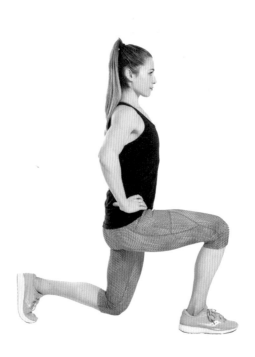

**應有感受**：你會覺得你同時在伸展和強化肌肉，可能還會覺得這對熱身來說過於激烈，不過我真的認為你應該做些像這樣的伸展，在跑步前讓雙腳進行全活動範圍的活動，伸展和肌力鍛鍊的結合只是為了讓你經歷比跑步更大的活動範圍，這是個讓身體做好準備的好方法。

**額外的建議**：建議你在做過本書其他更基本的熱身運動後再嘗試弓箭步抱膝，像是第 118 頁的高抬膝跳、第 119 頁的腳跟踢臀和一些髖部靈活度運動，這樣你就能把更高級的鍛鍊保留到熱身的尾端，也就是起跑前。

**器材（如有需要）**：你只需要一處沒有障礙物的平坦地面，膝蓋抬起時會短暫地擋住你看地板的視線，所以在進行這個動作時要避免有坑洞或溝渠的地方。

**目標部位**：股四頭肌、臀肌、大腿後肌、小腿後肌、下背部和核心肌群。

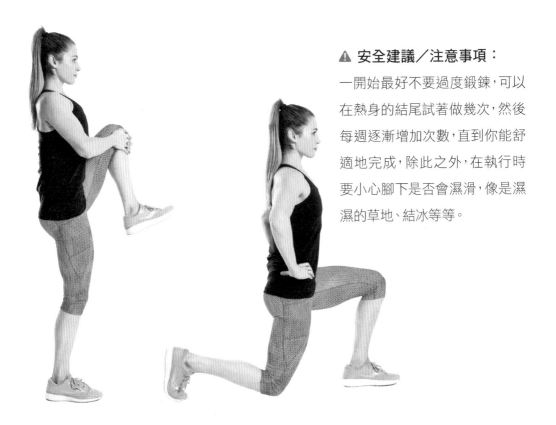

⚠ **安全建議／注意事項：**

一開始最好不要過度鍛鍊，可以在熱身的結尾試著做幾次，然後每週逐漸增加次數，直到你能舒適地完成，除此之外，在執行時要小心腳下是否會濕滑，像是濕濕的草地、結冰等等。

# 弓箭步行走

初級：兩腳各做 10 次

中級：兩腳各做 40 秒

高級：兩腳各做兩組，一組 60 秒

　　弓箭步行走是一種很棒的熱身訓練，只要你不在意自己看起來如何，如果不在意公事包和包包上的磨損，就連在去上班的途中也能執行！如果你是會穿緊身牛仔褲類型的跑者，請注意褲子的臀部位置是否有發出撕裂聲，因為這個部位的縫線牢固程度有限，製作褲子的人當初並沒有把這種動作考慮進去。

　　這項鍛鍊正如聽起來的那樣，是往前邁出一大步加上弓箭步，而每跨出一步，你後腳的膝蓋都要往下接近地面。

## 技術／操作說明

1. 從站姿開始，往前邁出一大步。

2. 後腳彎曲的膝蓋朝地面降低，但不要碰到地面，膝蓋保持正位不偏移、髖部保持水平、頭抬高、身體挺直，用擺動的動作移動後方的手跟腳。

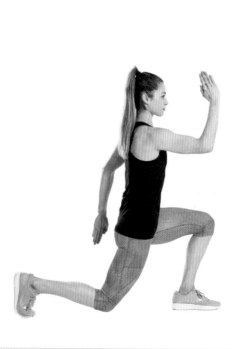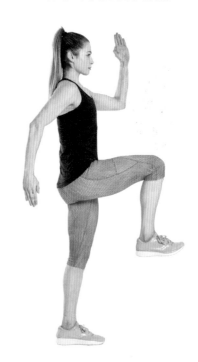

3. 再次站起身，讓後腳往前跨，以另一隻腳進行第二次弓箭步，舉起的手臂向後擺動，另一隻手往前擺動。

4. 以這樣的動作繼續往前走，重複做完指定的時間或次數。

**應有感受：**弓箭步行走感覺應該像是笨拙緩慢的步行，類似在積得很深的雪中行走，臀肌應該會開始稍微有點灼熱，股四頭肌也是。

**器材（如有需要）：**這項鍛鍊很適合在相當長的路徑或跑道上進行，但其實在哪裡進行都可以，包括你家客廳，只要你準備好定期轉彎以避開沙發。

**目標部位：**這是一項肌力鍛鍊，主要是強化股四頭肌和臀肌，但過程中踝關節會大量屈曲，下背部、核心和大腿後肌也會得到不錯的鍛鍊。

⚠ **安全建議／注意事項：**

執行時最好是穿著運動鞋，更符合跑步時的情況，但請勿以沒有運動鞋為藉口，說下次再鍛鍊，因為這個動作幾乎穿任何平底鞋，甚至打赤腳都能做到。

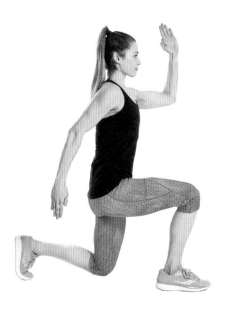

你會注意到弓箭步在本書是
一項很常出現的鍛鍊，
這是因為這個動作結合了
許多有用的優點，
需要平衡、肌力、
協調性和柔軟度，
還能促進幾乎所有跑步時
會用上的肌肉的發展。

## 時鐘弓箭步

初級：兩腳各做兩組完整的時鐘弓箭步，每兩天做一次
中級：兩腳各做三組完整的時鐘弓箭步，每兩天做一次
高級：兩腳各做四組完整的時鐘弓箭步，每兩天做一次

時鐘弓箭步是為增進跑者所需的腿部肌力而設計的一種動作，同時會用上大量本體感覺和平衡感，額外的好處是它也提供了練出最驚人的排舞技巧的機會——在你阿姨的 70 大壽生日派對被逼著進到舞池時值得拿出這招——想發展一些額外的訓練，或你想在尷尬的局面中得到正向的結果時，這是個很好的選擇。

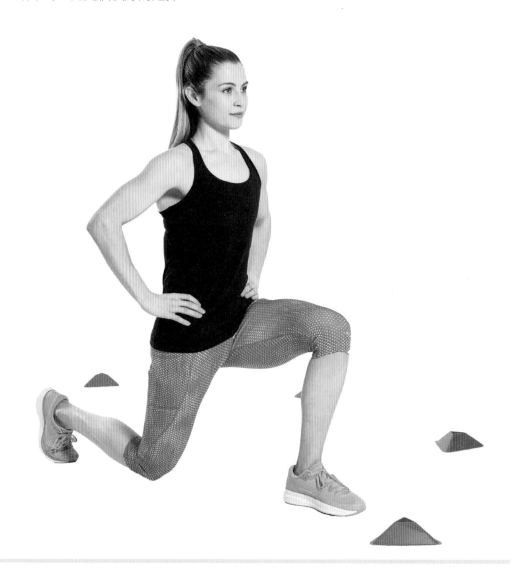

**技術／操作說明**

1. 從站姿開始,往正前方做一次完整的弓箭步。

2. 往右轉大約 30 度,用同一隻腳再做一次弓箭步。

3. 重複該過程,完成一組 12 次的完整循環,然後馬上換一隻腳執行。

變化:為了增加難度,可以向各個不同方向做弓箭步,不遵照鐘面的數字順序,但要確保你有朝每個數字的方向踩出弓箭步。

應有感受:重點在於進行一連串弓箭步,所以在往下蹲時請勿偷懶,不然你只會專注於重複次數和方向,無法維持鍛鍊真正的益處,臀肌和股四頭肌有輕微燒灼感是不錯的現象,表示肌肉真的有鍛鍊到。

器材(如有需要):只要你知道時鐘長怎樣,就不需要任何器材,這個運動的目的在於執行多方向鍛鍊,如果你想更上一層樓,用弓箭步行走加上改變方向來執行,那也很好,但可能要到體育館或公園才會有你需要的空間。

目標部位:這是一項肌力鍛鍊,主要是強化股四頭肌和臀肌,但過程中踝關節會大量屈曲,下背部、核心和大腿後肌也會得到不錯的鍛鍊。

⚠ **安全建議／注意事項:**

要小心注意膝蓋和腳踝,如果你在沒有把每次弓箭步視為獨立鍛鍊的情況下倉促進行,那麼你的膝關節和踝關節周圍將開始產生扭轉,會造成疼痛,把動作調整得更機械式一點,你就會沒事。

> 如果想提升速度,
> 就要先提升平衡和協調性,
> 而時鐘弓箭步是個能同時增強肌力的好方法。

## 單腳硬舉

初級：兩腳各做一組，一組 10 下
中級：兩腳各做兩組，一組 10 下
高級：兩腳各做兩到三組，一組 20 下

　　單腳硬舉結合了平衡、臀肌肌力、髖部伸展和核心穩定性，是一個很棒的多功能鍛鍊，能強化你的跑步能力和姿勢，如果你只要為跑步做一項鍛鍊，這會是你的首選。

### 技術／操作說明

1. 單腳站立，稍微彎曲支撐腳的膝蓋，身體前傾，保持平衡，後腳往後伸直，維持髖部水平。
2. 看你能否把雙手伸到膝蓋以下，然後用臀部肌肉讓自己回到站姿。
3. 兩隻腳重複做完指定次數，如果你很有自信，還想增加挑戰性，那你可以加入一個一至兩公斤的壺鈴，如果你用這種做法（如圖），你可能需要把手叉在後腳那一側的髖部上來保持平衡。

**應有感受：**你會感覺到臀肌得到強力的鍛鍊，大腿後肌也受到輕微的拉扯，你應該為了這兩個部位在容忍範圍內盡量讓身體往下降，因為回到站姿是這個動作中較困難的部分——剛開始執行時身體不要往下傾得太低，可以慢慢把動作做到位。

**額外的建議：**務必在稍微熱開大腿後肌後再嘗試這項鍛鍊。

**器材（如有需要）：**拿一個小東西放在椅凳上會是個好主意，如果你的柔軟度夠，也可以放在地上，讓你能在做這項鍛鍊時拿起並放下。

**目標部位：**股四頭肌、臀肌、大腿後肌、小腿後肌、下背部和核心肌群。

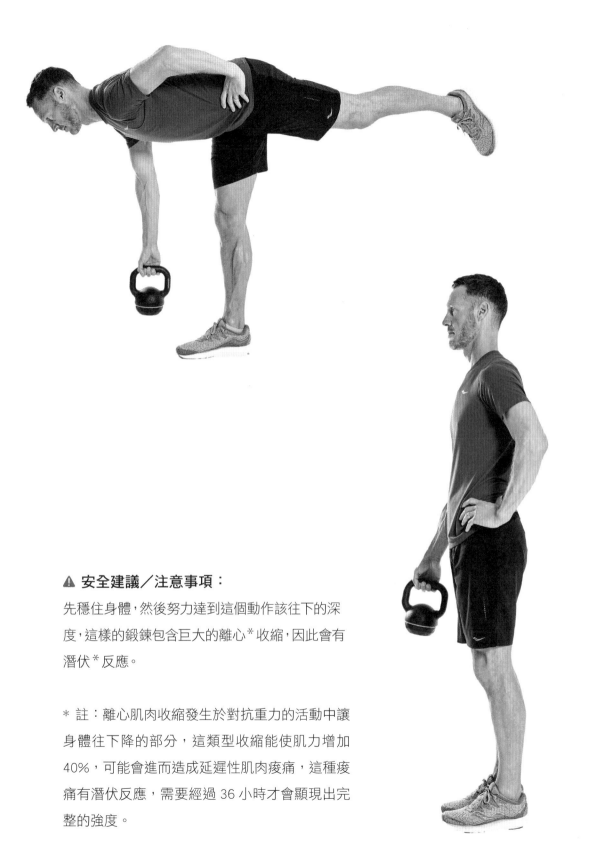

⚠ **安全建議／注意事項：**

先穩住身體，然後努力達到這個動作該往下的深度，這樣的鍛鍊包含巨大的離心＊收縮，因此會有潛伏＊反應。

＊ 註：離心肌肉收縮發生於對抗重力的活動中讓身體往下降的部分，這類型收縮能使肌力增加40%，可能會進而造成延遲性肌肉痠痛，這種痠痛有潛伏反應，需要經過 36 小時才會顯現出完整的強度。

## 直腿橫向擺動

初級：兩腳各做一組，一組 10 次

中級：兩腳各做兩組，一組 10 次

高級：兩腳各做兩到三組，一組 20 次

　　直腿橫向擺動是針對外展肌（比較小的臀肌）的熱身運動，也是對大腿內側內收肌的掌握訓練，腳擺動到側面的動作對髖部靈活度有益，而且在每次動作的結尾，就是當腳越過身體中線時，會讓髖部靈活度發展為內收。

　　髖部會在跑步的過程中將靈活度大量用於屈曲和伸展，所以這是發展另外兩個重要運動平面的關鍵鍛鍊。

　　想像一位扶著扶手熱身的芭蕾舞者，這樣動作就不會差太多。

### 技術／操作說明

1. 單腳站立，稍微彎曲支撐腳的膝蓋，用一隻手握住欄杆，或是靠夥伴或牆壁來保持平衡。
2. 在髖部外展允許的範圍內，把整條腿往側面擺動。
3. 整條腿反向往回擺動，稍微超過支撐腳一點點。
4. 以鐘擺似的動作重複做完指定組數。

**應有感受：**大腿內側／腹股溝部位會在活動範圍的末端感受到輕微的伸展，除此之外，這應該是一個相當流暢的動作，不會造成不適或過度伸展。

**器材（如有需要）：**有芭蕾專用的牆壁扶手會很完美，但老實說，有任何牆面、桌面或朋友的肩膀就已經夠用了。

**目標部位：**這項伸展運動主要著重於內收肌和髖關節靈活度。

### ⚠ 安全建議／注意事項：

一開始先放慢，然後逐漸提升擺動高度和速度。千萬不要想用飛快的速度進行，緩慢的擺動才是完美的，如果你想向自己或他人證明你很在行，在這種活動範圍類型的鍛鍊總是有可能做過頭，有所限制才是關鍵要素，只有在你覺得不論哪一天都不會感到疼痛（這種感覺每天都不一樣），而且你的柔軟度還很有餘裕時才能增加腿的擺動範圍。

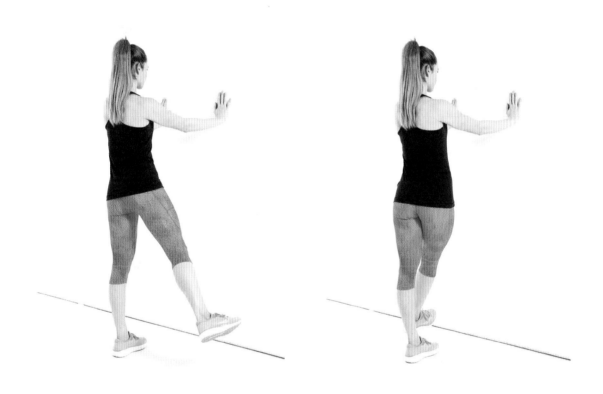

每次鍛鍊時逐漸增加活動範圍，
從不會有任何伸展感覺的情況開始，然後在重複次數中逐漸
提升，一開始就過於劇烈只會讓肌肉承受你不想要的拉扯，
並不會帶來你想在熱身中尋求的益處。

# 屈膝橫向擺動

初級：兩腳各做一組，一組 10 次
中級：兩腳各做兩組，一組 10 次
高級：兩腳各做兩到三組，一組 20 次

　　屈膝橫向擺動與直腿橫向擺動的差異在於它使用的槓桿比較短可以視為直腿橫向擺動的前奏，不過從本質來看，這項鍛鍊確實能為髖部帶來更多旋轉動作，而且更接近站立的蛤蜊式（請見第 171 頁）。這對外展肌是很不錯的熱身運動，也是對大腿內側內收肌的掌握訓練。

### 技術／操作說明

1. 單腳站立，稍微彎曲支撐腳的膝蓋，用一隻手扶著夥伴或牆壁保持平衡。
2. 另一隻腳往側面伸出，膝蓋彎成 90 度。
3. 彎曲的腳往側面抬高，放下時也要有所掌控，與前一頁的直腿擺動不同，這個動作的擺動成分較少，而且在過程中要對身體有更多控制，從抬腳到兩腳大腿於身體中線相碰為一次完整的動作。
4. 重複做完指定次數。

**應有感受：**大腿內側／腹股溝部位會感受到輕微的伸展，除此之外，這應該是一個相當流暢的動作，不會造成不適或過度伸展。

**額外的建議：**每次鍛鍊時逐漸增加活動範圍，從不會有任何伸展感覺的情況開始，然後在重複次數中逐漸提升，一開始就過於劇烈只會讓肌肉承受你不想要的拉扯，並不會帶來你想在熱身中尋求的益處。

**器材（如有需要）：**你只需要一位夥伴（或牆壁）來保持平衡，不需要跟夥伴特別熟，但務必先徵詢別人是否願意幫忙，不然會很尷尬。

**目標部位：**這項伸展運動主要著重於內收肌和髖關節。

⚠ **安全建議╱注意事項：**

一開始先放慢動作，然後慢慢增
加高度，千萬不要用很快的速度
執行，緩慢的擺動才是完美的。

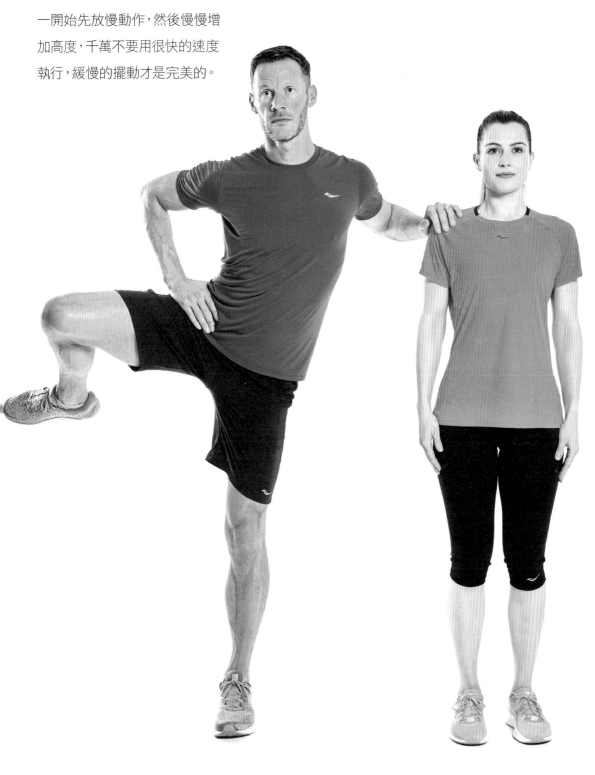

# 高抬膝

初級：做兩組，一組 20 秒.
中級：做兩組，一組 30 秒
高級：做兩組，一組 45 秒

　　高抬膝在足球或橄欖球的訓練場地中很常見，要用很快的步頻把膝蓋抬高到胸部位置，幾乎不會有往前的動作。

　　這是提升跑步時抬膝高度的好方法，也能讓臀肌、大腿後肌、髖屈肌和小腿後肌做好跑步的準備，可以想像你要盡快爬上一道隱形的梯子，而這樣可能會讓你在下次嘗試時笑出來。

## 技術／操作說明

1. 首先在原地慢跑，雙手放在身體兩側。
2. 逐漸提升膝蓋抬起的速度和高度，使其靠近胸部，繼續做完指定組數。

變化：另一種方法是讓手肘彎曲，貼近身體兩側，讓前臂伸到身體前方，同時五指伸直、手掌朝下，每次抬起膝蓋都要碰到手掌。

**應有感受**：速度很快的高抬膝訓練會提高心率，讓身體各個部位都不受控制地亂跳。

**額外的建議**：在每次做高抬膝時漸漸增加你的活動範圍，你還能在數週內提高速度，一開始就過於劇烈只會讓肌肉承受過多應力，並不會帶來你想在熱身中尋求的益處。

**器材（如有需要）**：不需要任何器材，雖然一面全身鏡能讓你看到你的跑步夥伴所看到的景象，並讓你發笑，這對於享受鍛鍊的過程非常重要。

**目標部位**：幾乎是全身，雖然鍛鍊重點在於髖屈肌、髖關節和大腿後肌。

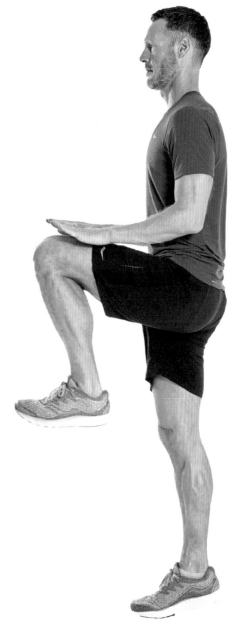

⚠️ **安全建議／注意事項：**

以雙手放在髖部高度為目標是個很好的開始，需注意脆弱的小腿後肌，或是下肢最近有無受傷，不確定的話請尋求醫療建議。

# 高抬膝跳

初級：做兩組，一組 20 秒
中級：做三組，一組 30 秒
高級：做三組，一組 45 秒

　　這個動作有點像蹦跳，但需要更多協調性，事實上，提升協調性正是這項鍛鍊的主要好處，所以請別太早放棄：這是一項挑戰，不過如果你能將三項鍛鍊——單腳跳、高抬膝、蹦跳——合而為一，那你就能搞定這項鍛鍊。

## 技術／操作說明

1. 用右腳跳躍，同時把左膝抬高到靠近胸部，腹肌在膝蓋抬升的過程中也要出力。
2. 換腳進行，在原地跳躍的同時也要擺動手臂。重複做完指定次數。

**應有感受：**這樣真的能讓你心跳加速，不過在一開始，感覺會像你想同時輕拍頭部和畫圈揉腹部，儘管如此，它依然不像打高爾夫球那樣令人沮喪……

**額外的建議：**首先用一條腿重複高抬膝跳幾次，然後換邊進行，在你邁向專精之前逐漸減少換邊前的單側跳躍次數。

**器材（如有需要）：**在早期，你需要一個沒有窗戶或相機鏡頭的房間，開始進行鍛鍊時，你需要盡可能遠離 Instagram……不過一旦你掌握了訣竅，就能把它拍成你的動態大頭貼。

**目標部位：**這會鍛鍊到全身，但協調性和運動速度是最重要的益處。

## ⚠ 安全建議／注意事項：

如果你最近扭傷了腳踝，或是有膝蓋或髖部疼痛，那就不建議你進行這項鍛鍊，但如果你真的有這些傷痛的話也不會去跑步，所以你可以開始鍛鍊了。

# 腳跟踢臀

初級：做兩組，一組 20 秒

中級：做兩組，一組 30 秒

高級：做兩組，一組 45 秒

　　腳跟踢臀是把腳跟往上勾起，直到腳跟碰到你的手掌。腳跟踢臀非常適合訓練鍛鍊中的臉部表情，這與 1980 年代的老電視節目有異曲同工之妙，那些節目的內容是一群小孩在搭雲霄飛車，請提醒自己過程中不要吃東西，相信我，那樣的表情一點也不強悍。

### 技術／操作說明

1. 從稍微在原地慢跑開始。雙手擺在臀肌上，掌心朝後。
2. 反覆勾起腳跟以觸碰臀部，並慢慢往前漂移。重複做完指定組數。

**應有感受：**感覺像一種技術訓練，而你正試著提升後腳抬起的高度。

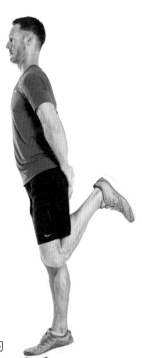

**額外的建議：**如果你觀察任何一位厲害的跑者，你會看到他們的腳跟在跑步步態中抬得非常高；相反地，有許多非菁英跑者看起來很像是害怕讓腳離地似的，採用拖著腳的跑法。在你跑步前進行這項熱身運動，幾個星期內，你也會擁有跟莫・法拉一樣的腳跟抬起高度。

**器材（如有需要）：**不需要任何器材，但用相機「慢動作」拍下的畫面會讓你在訓練後開懷大笑。

**目標部位：**臀肌、大腿後肌和膝關節。

### ⚠ 安全建議／注意事項：

請多注意你的膝蓋，如果你在上樓梯時，你的膝蓋發出像微波爆米花的聲音，那可以先從一半的活動範圍開始做起。

## 伏地挺身姿後踢臀

初級：兩腳各做 10 下
中級：兩腳各做 20 下
高級：兩腳各做 30 下

　　這是一項肌力和協調性的鍛鍊，旨在掌控身體的位置和姿勢，以及擁有穩定的核心肌群，同時後腳要完成一個循環的腳跟抬起，有太多跑者會「拖腳跑」了，運用這項鍛鍊來增加你的步幅。

### 技術／操作說明

1. 從伏地挺身的姿勢開始。
2. 抬起一隻腳，試著用腳跟踢到屁股。
3. 換腳並重複做完指定次數，試著控制住身體想側身滾動，或是想移動除了腿以外部位的任何衝動，可以把這項鍛鍊看作伸直手臂的平板支撐，而不是伏地挺身。

**應有感受：**你應該會感覺到你的肩膀很努力地在支撐，但不要過度用力，你還會感覺到整個核心肌群都在發力，而且很可能是這項鍛鍊的限制因素，跟核心與肩膀的發力相比，讓腳跟輕踢屁股所需的力氣非常小。

**器材（如有需要）：**在手的下方放一塊墊子會很有用，這可能會花上你一段時間。
**目標部位：**肩部、核心、股四頭肌、臀肌和下背部。

**你知道嗎？**姿勢非常重要，當有人要你放鬆時，你會發現自己表現出你習慣的姿勢，駝背地坐在辦公桌前一整天會開始有舒適的感覺，這將變成常態，一旦你的身體和大腦接受駝背的姿勢，它就會成為你最舒適的姿勢的首選，以高爾夫球手為例，他們準備擊球的姿勢往往會跟他們坐辦公桌的姿勢相同，改善坐姿，就能改善你的揮桿……

**⚠ 安全建議／注意事項：**

與腳跟踢臀相同，這項鍛鍊是為了
提升你抬腳跟的高度，不過那卻是
這項鍛鍊中最容易的部分，如果你
的核心肌群比較無力，那在進行
伏地挺身姿後踢臀之前也許能先
花幾個星期鍛鍊核心部位。

盡可能繃緊核心肌群和臀肌，
製造出穩定的發力結構。

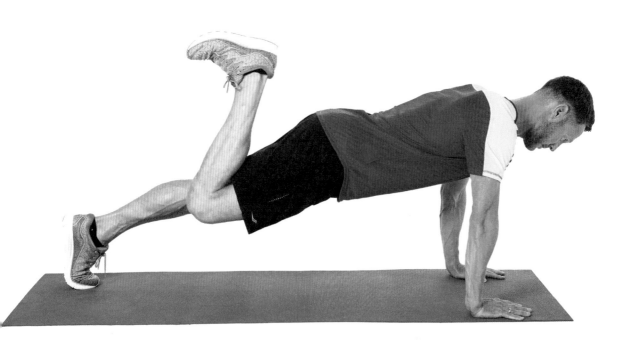

# 穿針式

初級：兩側各做 10 次

中級：兩側各做 20 次

高級：兩側各做 30 次

　　以四足跪姿開始，如果你已經能做高級鍛鍊，就以側平板姿開始（請見第 197 頁），這項鍛鍊有幾種方法，概念是在轉動胸椎中段（脊柱中段）的同時平衡你的核心肌肉，這能增加你的可用旋轉範圍，對呼吸有益，也是核心鍛鍊的一種變化。

### 技術／操作說明

選項 1：

1. 以四足跪姿趴在地上，核心肌群發力。

2. 把一隻手臂往上盡可能舉高，同時轉動身體，其他三個支點（兩個膝蓋和另一隻手）繼續撐在地上。

3. 手畫弧線往下移動，穿過軀幹與地板之空隙，直到你無法繼續轉動身軀。

4. 繼續以流暢的連續動作重複做完指定次數，然後換邊進行。

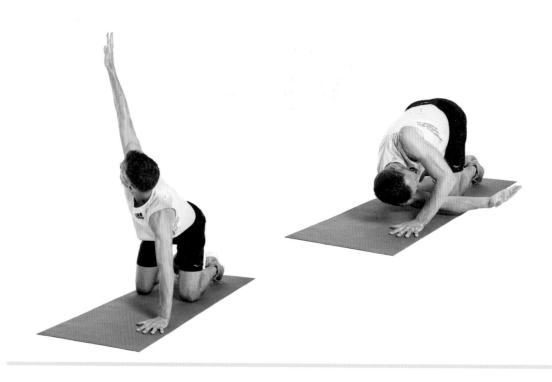

**選項 2：**

以側平板姿開始（請見第 197 頁），以手肘作為支撐，用空出來的手進行穿針式。

**選項 3：**

跟選項 2 相同，但這次是把下臂伸直，用整隻手臂來支撐。

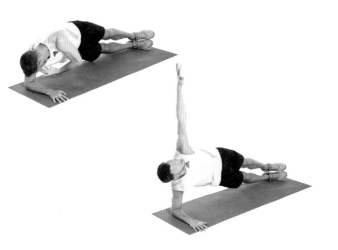

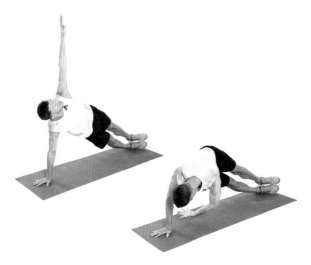

**應有感受：**你應該會感覺到肚臍往內縮，腹橫肌也收縮，緊緊地撐住你的核心，但不是用憋氣的方式，一定要用肌肉收縮來達到。你的下背部會得到伸展，背部中段不會感覺到很多動作，但請放心，實際上真的有。

**器材（如有需要）：**準備一張運動墊——或是至少要有個不會打滑的地面。

**目標部位：**重點在於胸椎，但還會用上腰椎、肩帶（Shoulder Girdle）、頸部和所有支撐的肌肉。

**你知道嗎？**人們對於胸椎（脊柱與肋骨的接合部位）的了解，比頸部和下背部要少得多，這些治療方式都是根據我們對腰椎和頸椎的所推斷而來。

**⚠ 安全建議／注意事項：**

當你選擇選項3時，主要問題在於平衡，你會耗費力氣來維持姿勢，確保你的起始姿勢夠安全，選項3屬於高級鍛鍊，需要慢慢地增強肌肉。

# 踮腳尖加伸展

初級：兩腳各做 10 次，伸展 6 秒
中級：兩腳各做 15 次，伸展 10 秒
高級：兩腳各做 15 至 20 次，伸展 12 秒

　　這個簡單的鍛鍊結合了肌力和伸展，踮腳尖這個動作比較像「必要」，而不是「重要」，應該獨立進行，也應該納入這種組合式的熱身運動中。

　　這個動作的概念是透過結合伸展和肌力鍛鍊來充分熱開小腿後肌，而這正是跑步時會發生的情況，墊起腳尖、往前跨、以伸展姿勢著地，然後重複，這是小腿後肌版本的弓箭步行走（請見第 106 至 107 頁）。

### 技術／操作說明

1. 雙手扶在髖部，用單腳保持平衡，踮腳尖，然後往前踏，彎曲前腳的膝蓋來伸展後腳的小腿後肌，前腳著地時將雙手移到前腳的膝蓋上方。
2. 後腳往前抬起，呈單腳踮腳尖的姿勢，然後往前踏來伸展。
3. 重複做完指定次數。

**應有感受：**踮腳尖像一種平衡鍛鍊，不會讓肌肉過於費力，應該是溫和卻有成效。請記住，這項鍛鍊並不是為了讓你的肌力鍛鍊達到最大化，也不是為了取代你的小腿後肌伸展，它是小腿後肌比較後期的高級熱身運動。

**器材（如有需要）：**足夠的空間和平坦的地面。

**目標部位：**主要是腓腸肌和比目魚肌，但髖屈肌也會得到輕微的伸展。

**你知道嗎？**熱身運動可能會感覺沒完沒了，我做過很多工作，其中一個是在基爾福的薩里大學（University of Surrey）當保健與健身中心的負責人，有很多菁英運動員會在那裡的健身房訓練，他們花在熱身和緩和運動的時間是主要訓練的兩倍，訓練的品質需仰賴準備和恢復的品質。

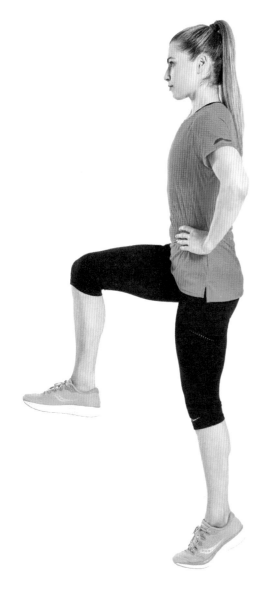

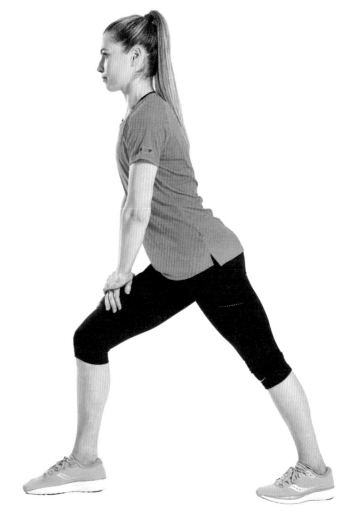

## ⚠ 安全建議／注意事項：

請勿過度進行這項鍛鍊，你會發現它的重複次數和維持時間都比一般的伸展運動更少，但這是因為它是一套熱身運動中的一部分，而且要在你感覺已經為主要的訓練或賽事做好一半的準備時才能進行。

# 手臂繞圈

初級：做 20 次
中級：做 30 次
高級：做 40 次

　　這項鍛鍊可以用三種不同的方式來進行：單臂、雙臂，或是兩隻手臂以相反的方向繞圈，其概念是增加或維持肩部的活動範圍，有太多跑者的手臂都只會在身體兩側稍微擺動，手肘通常還會不聽使喚，而且左右手的擺動很少會一樣。

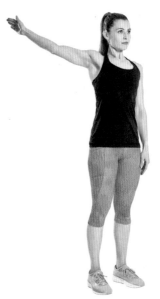

### 技術／操作說明

單臂繞圈：
用手臂盡可能繞一個最大的圈，目標是輕碰耳朵和髖部，畫一個完整的圓，做完一半的指定次數後改變方向。

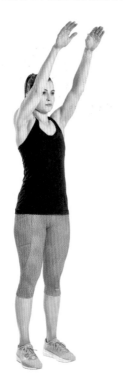

雙臂同方向繞圈：
同上，但這次雙臂要同時往前或往後繞圈，重複做完指定次數。

雙臂反方向繞圈：

一開始先把手臂放在身體兩側，然後開始讓手臂以相反的方向來回擺盪，慢慢增加擺盪範圍，直到手臂高於你的耳朵，然後繼續繞一個完整的圈來做完指定次數。

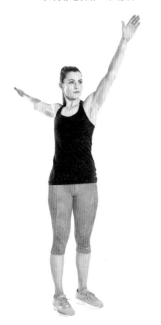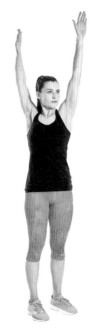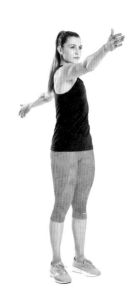

**應有感受：**這應該是個很放鬆的動作，小幅度伸展和一些身體中段的旋轉似乎能越做越放鬆，這項鍛鍊做得越多，它就會越容易，你在跑步時感覺就越棒，肩膀和背部中段也能自由地活動。

**器材（如有需要）：**無。

**目標部位：**肩膀的旋轉肌袖、胸部、上背部、三角肌和斜方肌。

**你知道嗎？**你認為跑步全靠雙腿，但你可以用手臂來設定跑步步頻，試著加快手臂的擺動，你的雙腿有辦法跟上的。

⚠️ **安全建議／注意事項：**

小心不要揮到別人的臉！進行這項鍛鍊時，你或許需要貨車在倒車時的警示聲，務必找到空間進行。

## 髖部繞圈

初級：往順時針及逆時針方向各繞 15 圈
中級：往順時針及逆時針方向各繞 30 圈
高級：往順時針及逆時針方向各繞 40 圈

　　當教練或訓練影片要你轉動髖部時，你可能會發現很難做到，因為你的髖部和下背部可能會因為生活方式而變得僵硬緊繃，你髖部的兩側可能也有失衡的狀況，別擔心，這個熱身運動能讓你的髖部成功動起來。

### 技術／操作說明

1. 雙腳與髖部同寬，雙手放在髖部上，使其朝一個方向重複繞個幾圈，然後朝反方向進行。
2. 你通常會發現朝其中一個方向繞圈時比較沒那麼順，所以每次鍛鍊時，不順的方向要再繞一遍，這樣才能進步。

**應有感受**：感覺就像你一邊搖呼拉圈，一邊得到五公里的個人最佳成績，你很容易就能在鍛鍊中加入呼拉圈，為過程增添一些趣味性和競爭，你能朝順時針和逆時針方向搖呼拉圈嗎？

**額外的建議**：請謹記，這是針對骨盆、髖部和軀幹的鍛鍊，而不是背部的屈曲和伸展鍛鍊，所以請不要讓身體往前或往後傾。

**器材（如有需要）**：可以選擇搭配粉紅色的呼拉圈。

**目標部位**：這是全身性的目標是協調性、臀肌、內收肌、外展肌和軀幹。

⚠ **安全建議／注意事項**：安全無比，沒什麼需要擔心的。

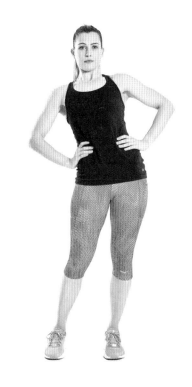
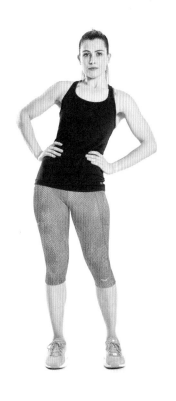
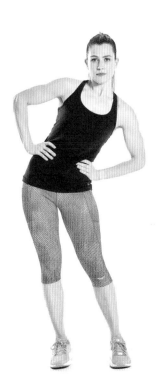
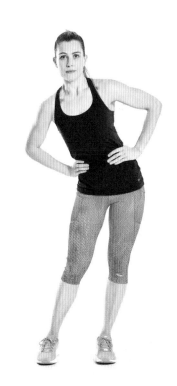

# IJWTYH運動／上背半時鐘面運動

初級：每個姿勢維持 3 秒，重複 5 次
中級：每個姿勢維持 5 秒，重複 12 次
高級：每個姿勢維持 5 秒，重複 20 次

　　這些字母是指鍛鍊過程中手臂擺出的形狀，想像你正在跳傘，臉朝下，手臂放在身旁，頭和肩膀稍微抬起，你的手臂在身旁擺出的姿勢跟鍛鍊名稱中的字母相關，還要維持姿勢幾秒鐘，手臂靠在身旁筆直地往後是字母「I」，而擺出十字的姿勢則是字母「T」等等。

　　這是為了將肩膀、上背部、頸部和下背部的強化全部包含在一項鍛鍊內，而鍛鍊這些姿勢的益處也將非常巨大，可以為你帶來更好的跑姿，表現也能有所提升。

## 技術／操作說明

1. 趴在地上，手臂放在身體兩側，臉朝向地板。
2. 把頭跟肩膀抬高幾英寸，但繼續看著地板（想像你正用下巴夾著一顆柳橙）。

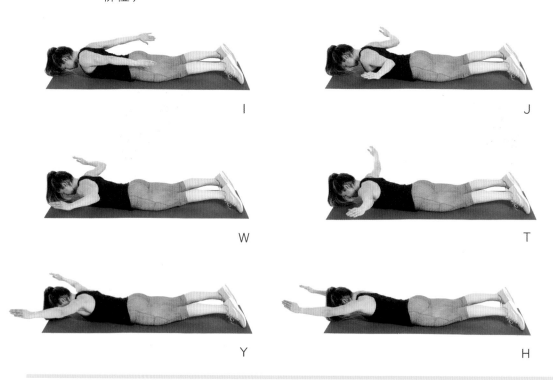

3. 把肩胛骨夾緊，就像夾住一支鉛筆一樣。

4. 抬起伸直的手臂，維持在身體兩側，比出字母「I」，並在指定時間內維持住。

5. 不能休息，將手肘彎成 90 度，手背朝上，比出字母「J」，並在指定時間內維持這個姿勢。

6. 不能休息，將手臂往外展開 45 度（往側面張開）以形成字母「W」——手肘的彎曲維持不變——並維持住。

7. 把手臂伸直至十字形，比出字母「T」並維持住。

8. 把手臂外展成字母「Y」並維持住。

9. 把手臂像超人那樣往前伸直，比出最後的字母「H」並維持住。

10. 現在要把手臂收回身邊，在收回的過程中繼續比出每個字母，維持的秒數要跟舉起手臂的過程一樣。

**應有感受：**困難，不管在任何級別來說都是，我們花了太多時間打電腦、駝背、滑手機，讓這個鍛鍊變得困難重重，但它能擊退負面的影響，如果挑戰性太高，一開始可以只維持一秒鐘，或是將其拆解，一天做字母 IJW，另一天做 TYH。

**額外的建議：**關鍵在於維持背部的伸展，肩胛骨也要夾緊，這樣就能建立良好的姿勢、鍛鍊上背和下背的肌肉，同時還能確實鍛鍊到肩膀的穩定肌，想做到這樣，可能要花數週的時間進行基本背部伸展（請見第 188 至 189 頁），在手臂到處擺動，讓鍛鍊變得更困難之前先搞定背部的肌肉。

**器材（如有需要）：**無。

**目標部位：**肩膀的旋轉肌袖、背部的伸肌、菱形肌、後三角肌，深層頸屈肌（Deep Neck Flexor）和頸伸肌（Neck Extensor）。

**⚠安全建議／注意事項：**如果你覺得這項鍛鍊很困難，不需要在嘗試的最初幾週內硬撐著把它做完，你需要穩紮穩打地發展，確保你不會因為延遲性肌肉痠痛為自己帶來任何不必要的疼痛，在劇烈鍛鍊過後幾天，那樣的痠痛感覺會像是嚴重的頭痛，或是整個上半身的不適。

### 靜態伸展

靜態伸展依然是最為流行和廣為使用的伸展方法，雖然如果你很健壯的話，動態熱身會是你最好的選擇，不過靜態熱身有時候還是有其必要性，舉例來說，如果你受傷了，比較謹慎的做法是在準備的過程中運用靜態伸展計畫，而不是更具爆發性的動態伸展。

靜態伸展也能當作緩和運動的一部分，或是在鍛鍊稍事休息時運用，使肌肉最佳化——而不管批評者如何主張，在那些情境中使用靜態伸展的論點，在今日和以往都同樣有效。

## 腓腸肌伸展

初級：兩腳各進行一次 30 秒的伸展

中級：兩腳各進行兩次 45 秒的伸展

高級：兩腳各進行兩至三次 60 秒的伸展

腓腸肌位於最淺層，所以也是小腿後肌最明顯的部分，分為內側與外側，就像兩片雞排落在類似一塊牛排的比目魚肌上方（純素和素食主義者抱歉了，這只是個簡單有效的圖像比喻！）。

### 技術／操作說明

1. 面牆站立，雙手扶在牆上以保持平衡，用一隻腳的腳趾抵著牆，腳背盡可能提高，腳跟放在地面上，與地面的夾角大約是 70 度角。
2. 髖部挺直、膝蓋保持不動，讓全身像木板一樣往牆壁靠近，直到你感覺小腿後肌得到不錯的伸展。
3. 維持 30 至 60 秒，重複做完指定次數。

**應有感受：**這種伸展感覺輕鬆又有效，而且不需花費太多力氣——無須把自己逼到痛到飆淚的程度！以 0 到 10 分的疼痛量表來說，落在 5 至 6 分的伸展痛感會是比較建議的應有感受。

**額外的建議：**這種伸展有很多版本，包括一隻腳往後、身體往前傾；還有站在踏板邊緣、腳跟懸空往下踩，這些都有用，但我喜歡我介紹的版本，因為總歸來說，你更能控制伸展的強度，而不是讓肌肉承擔你所有的重量，而且這個版本還有能同時伸展足底筋膜的額外優點。

如果你的其中一塊腓腸肌有特定的問題，即內側腓腸肌，那你可以把腳斜靠在牆上，讓傾斜方向對應到的那側負荷比另一側大，像是把腳往內轉（內翻）會將負荷加諸於外側腓腸肌，把腳往外轉（外翻）會讓大一點點的內側腓腸肌產生負荷。

**器材（如有需要）：**要有會印上油膩膩手印的牆壁，也許還能準備踏板來進行高級鍛鍊。

**目標部位：**腓腸肌和踝關節靈活度。

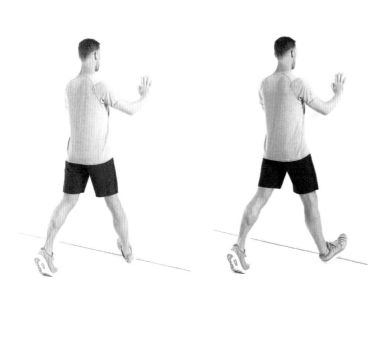

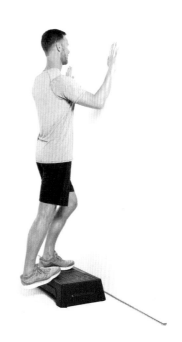

⚠ **安全建議／注意事項：**
這項伸展運動不會造成任何問題。

# 比目魚肌伸展

初級：兩腳各進行一次 30 秒的伸展
中級：兩腳各進行兩次 45 秒的伸展
高級：兩腳各進行兩至三次 60 秒的伸展

比目魚肌是被遺忘的跑者肌肉，靜靜地落在腓腸肌（大家都把腓腸肌稱為小腿肌，忘了可憐的比目魚肌）和脛骨之間，位於更顯眼的腓腸肌下方，扁平的比目魚肌在膝蓋彎曲時更為活躍，而跑步時膝蓋很常彎曲⋯⋯所以我認為伸展比目魚肌比腓腸肌更重要。

## 技術／操作說明

1. 面牆站立，雙手扶在牆上以保持平衡。
2. 雙腳膝蓋向牆壁彎曲，一次彎曲一腳的膝蓋也行身體挺直，腳後跟不要離開地面。
3. 維持 30 至 60 秒，然後重複做完指定次數。

**應有感受：**這項伸展帶來的滿足感甚至不到腓腸肌伸展的一半，其感受更不明顯，也沒有那麼強烈，我認為因為這個緣故，有許多個案會認為他們其實還沒找到「對的伸展方法」。

**額外的建議：**如果你想提升伸展的效果，就如同腓腸肌伸展，可以利用踏板，你就能讓腳跟從踏板邊緣往下踩，不過在膝蓋彎曲的情況下會更難做到，因為你會覺得股四頭肌比小腿後肌更不舒服，這是由等長的肌肉收縮所造成的。

**器材（如有需要）：**一面牆壁，也許還能準備踏板來進行高級鍛鍊。

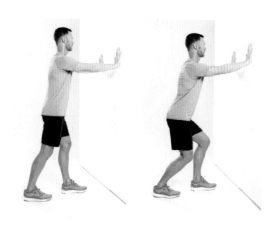

**目標部位：**比目魚肌和關節靈活度。

**⚠ 安全建議／注意事項：**如果你正在使用踏板，要小心不要從踏板上滑下來，除了這個微小的受傷風險之外，這項伸展比坐在有武裝警衛看守的房間中、牆上貼了泡棉墊、用氣泡墊包覆身體還安全。

# 脛部半弓箭步

初級：兩腳各進行一次 20 秒的伸展
中級：兩腳各進行一次 40 秒的伸展
高級：兩腳各進行兩次 40 秒的伸展

　　除了常鍛鍊膝蓋的人或游泳運動員，脛部相對來說是個伸展不足的部位，做這個伸展動作的目的是增加把腳背打直所能創造的角度，藉由跪在很柔軟的地板或墊子上，你可以好好伸展腳趾，並透過踝關節前段施以壓力，這可能會引起一些刺激，所以脛部半弓箭步是能分隔脛部肌肉，又不會引起該刺激的好方法，非常適合腳踝活動範圍不佳的人。

## 技術／操作說明

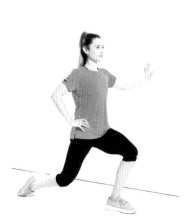

1. 以側面面對牆壁站立，可以扶著牆壁來保持平衡。
2. 想像你正要以寬站距弓箭步的姿勢踢一顆足球，但往外伸展的腳趾是貼在地面。
3. 緩慢彎曲膝蓋，直到脛部肌肉有伸展的感覺，調整弓箭步的幅度和膝蓋彎曲的角度來增加或減少伸展的程度。
4. 重複做完指定次數。

**應有感受**：這個姿勢也考驗著平衡感，你需要減少身體的搖晃，確保充分伸展。

**額外的建議**：如果你已經有辦法跪坐在腳跟上，那麼這項伸展對你來說就很容易了，因為它排除了平衡的元素，另外要小心腳踝前段可能引發的刺激，而較軟的表面能減少這種刺激。

**器材（如有需要）**：運動墊。

**目標部位**：脛後肌和脛前肌。

⚠ **安全建議／注意事項**：要注意踝關節的刺激，等你站起來後，你才會注意到踝關節剛剛有多不舒適……

## 股四頭肌伸展

**初級**：兩腳各進行一次 40 秒的伸展
**中級**：兩腳各進行兩次 40 秒的伸展
**高級**：兩腳各進行兩次 60 秒的伸展

　　股四頭肌是大腿前側的肌肉，英文通常簡稱為「the quads」，在第一次跑馬拉松，過度使用這些肌肉後，你下樓梯都得倒著走。

　　這可能是跑者會做的所有伸展運動中最常見的，做法很容易：站起來，把腳跟抬到臀部⋯⋯等等，有很多方式能讓這個伸展動作發揮更大的效用，這麼多年來你都做錯了！請繼續看下去⋯⋯

### 技術／操作說明
總共有三種潛在的起始姿勢：站姿、趴姿和跪姿。

站姿：

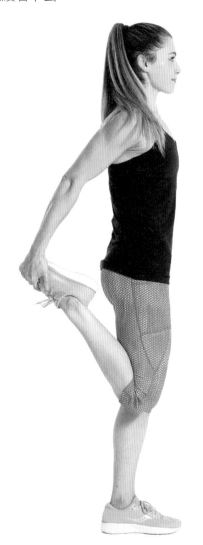

1. 雙腳與髖部同寬，一隻腳稍微彎曲，把另一隻腳盡可能拉向臀部，要確保彎曲的膝蓋不會伸到支撐腳的前方。如果你搆不到你的腳，你可以穿上 1970 年代的舊喇叭褲，抓住褲腳把腳拉向臀部。（緊身牛仔褲的發明可能意味著有更多人不得不進一步伸展股四頭肌，不然大家早就放棄穿上牛仔褲了⋯⋯）

2. 把腳拉到定位時，把髖部往前推，增加伸展程度，在指定的時間內維持住。

3. 重複做完指定次數。

趴姿：

1. 趴在運動墊上，把一隻腳盡可能往上拉向臀部。

2. 趴著時，你的膝蓋無法突然往前，代表這是種純粹的伸展，不可能作弊。

3. 重複做完指定次數。

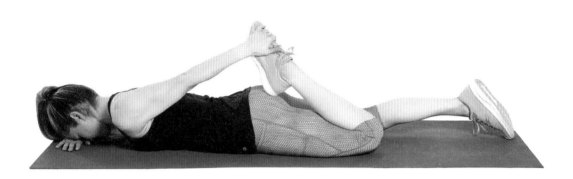

跪姿：

1. 僅能在高級鍛鍊時使用，在
   跪姿弓箭步中（膝蓋放在瑜
   珈磚或枕頭上），手往後伸，
   把腳拉向臀部，你可以同時
   伸展股四頭肌和髖屈肌。

2. 繼續做完指定次數。

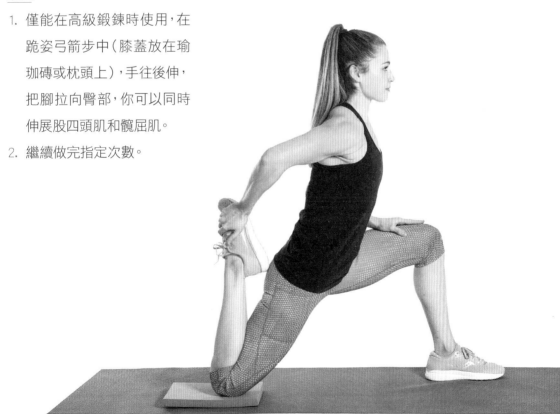

變化：

　　前頁的所有股四頭肌伸展都能透過抓住腳的不同位置來進一步發展，抓住腳的中間並直接拉到臀部中間，能讓位於股四頭肌中心的股直肌得到更多伸展；當你抓住大腳趾處把腳往外側拉時，你會感覺到股四頭肌的內側纖維得到更多伸展，也就是股內側肌（Vastus Medialis）；用對側手抓住小腳趾，把腳拉向跟對側手同一邊的臀部，會對股四頭肌的外側造成負荷，也就是股外側肌（Vastus Lateralis）。

　　如果你對跪姿非常有自信，你可以像圖片那樣同時伸展雙腳的股四頭肌，只要膝蓋有任何疼痛，都應該立即停止。

**應有感受：**基本的動作依然是股四頭肌的深層伸展，但隨著你進步到高級鍛鍊，開始能以跪姿一起伸展股四頭肌和髖屈肌時，這個伸展會變得非常有效，在伸展時盡量不要讓自己過於疼痛——溫和及舒緩才是王道。

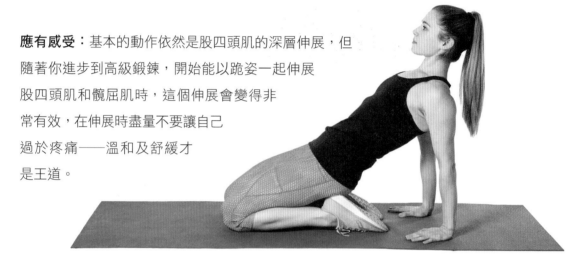

**器材（如有需要）：**有運動墊和用來保護膝蓋的瑜珈磚或枕頭會很方便。

**目標部位：**股直肌、股內側肌、股外側肌、股中間肌（Vastus Intermedius）、腰大肌和腰小肌、髂肌，當然還有髂腰肌。

**你知道嗎？**股直肌（股四頭肌的中心）是少數跨越兩個關節的肌肉，所以能當作膝伸肌使用，也能當作肌力較弱的髖屈肌，因此跪姿伸展的成效會非常出色，由於這個姿勢會牽涉到膝關節與髖關節，能為股直肌帶來最棒的伸展。

**⚠ 安全建議／注意事項：**按部就班進行，確保你不會一開始就嘗試跪姿伸展，這個動作需要花一點時間適應。

# 大腿後肌伸展1

初級：兩腳各進行一次 40 秒的伸展

中級：兩腳各進行兩次 40 秒的伸展

高級：兩腳各進行兩次 60 秒的伸展

大腿後肌位於大腿後方，負責讓膝蓋屈曲，但因為多數跑者的臀肌都又長又無力，大腿後肌要花許多時間幫忙伸展髖部，因此變得緊繃又疲勞，更容易受到慢性傷害。

跑者需要提升大腿後肌的長度和肌力，才能預防肌肉本身和下背部受傷，並預防骨盆傾斜，以及跟與該部位肌肉失衡相關的各種問題。

現在最大的問題是每個人都想在膝蓋固定不動的情況下伸展大腿後肌，這非常荒唐，因為那基本上只是在刺激坐骨神經，對肌肉根本沒造成什麼影響！你試試看，在腿伸直的情況下做伸展，看有哪個部位會感到灼痛！你會發現痛感來自膝蓋後方，然而大腿後肌根本沒有延伸到那裡，大腿後肌的肌體是在整條腿的更上方，然而，在膝蓋彎曲的情況下伸展，維持彎曲的角度並往前傾，就會讓你感到肌體得到了伸展——搞定！

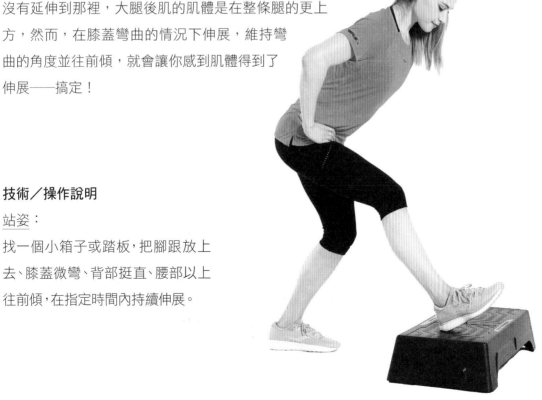

**技術／操作說明**

站姿：

找一個小箱子或踏板，把腳跟放上去、膝蓋微彎、背部挺直、腰部以上往前傾，在指定時間內持續伸展。

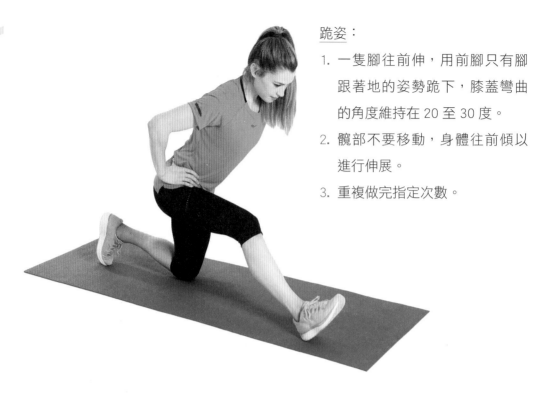

跪姿：

1. 一隻腳往前伸，用前腳只有腳跟著地的姿勢跪下，膝蓋彎曲的角度維持在 20 至 30 度。

2. 髖部不要移動，身體往前傾以進行伸展。

3. 重複做完指定次數。

平躺姿：

1. 雙腳往前伸直地躺下，抬起一條腿，請夥伴撐住你的腳跟，有一種變化是躺在打開的門口，抬起一條腿靠在門框上，在這兩種情境中，沒有抬起的那隻腳要彎曲或伸直都行。

2. 在夥伴抬起你的腳跟，或是把腳跟靠在門框上時請保持膝蓋彎曲，直到你能妥善伸展，若你是運用門框，你的臀部越靠近門框底部，而且在任一情境中，你的腳往上舉得越高，伸展的程度就越大。

3. 繼續做完指定次數。

**應有感受：**對我來說，伸展大腿後肌感覺一直是緊繃又尷尬，而多數非芭蕾愛好者的男性和跑者，都有著人類中最緊繃的大腿後肌（如果能安慰到你，足球運動員的大腿後肌比跑者的更差）。

這個伸展動作會產生一種病態的感覺，也就是自我調節的部分總是有點過頭，不要跟除了自己以外的人競爭，即使你基本上無法在膝蓋彎曲角度 90 度以上的情況下開始伸展也不必擔心，繼續努力，你的能力的進步速度會超乎你的想像。

**器材（如有需要）：**一個踏板和一位夥伴，或是一處沒人經過的門口。

**目標部位：**股二頭肌、半腱肌和半膜肌。

**你知道嗎？**大腿後肌的起端是坐在硬椅子上時能感覺到的那些坐骨，大腿後肌有三條肌肉，沿著腿向下延伸，其中一條朝外側發展，另外兩條延伸至大腿內側，附著在膝關節下方，這些肌肉與骨盆位置的關係非常重要，這也就是為什麼大腿後肌緊繃會導致下背疼痛和姿勢改變的原因，所以要好好照顧大腿後肌。

**⚠ 安全建議／注意事項：**提升大腿後肌的柔軟度需要時間，但開始伸展的不久之後就會有初步成效，我認為在認真做伸展僅一週後，你的步幅就會變長，下背部僵硬的情況也會降低。

> 多數人會說他們的大腿後肌很緊，但他們也會說自己知道怎麼伸展大腿後肌，愚笨就是在形容這種狀況。這個伸展每天需要做一到兩分鐘，所以加油吧！

## 髖屈肌伸展

初級：每天進行兩次 30 秒的伸展

中級：每天進行三次 45 秒的伸展

高級：每天進行三次 60 秒的伸展

　　如果你經常久坐，那這項伸展運動絕對會在你的預防復健和康復過程中扮演重要角色。當你坐著時，髖屈肌會縮短，而在你跑步時，你便是命令同一條肌肉在腳往後擺動時伸展到完整的長度，有多少跑者會在結束一天的工作後馬上就去跑步，飛快地離開辦公桌以便盡可能增加跑步時間？超級多，而花了八小時坐著工作，髖屈肌也變短了，然後突然要展開 60 分鐘的跑步，並期望髖屈肌能伸長、保持靈活，這是不可能的！

### 技術／操作說明

1. 採取弓箭步姿勢，後腳膝蓋放在地上（下面有墊子或運動墊），確保前腳的位置比你想的更遠，後腳膝蓋的彎曲角度大於 90 度，保持身體挺直。
2. 為了「開始」伸展，讓身體往前移動，直到前腳膝蓋的彎曲角度來到 90 度。
3. 如果你還是沒感覺到髖屈肌有在伸展，把上半身朝後腳的對側方向旋轉。
4. 如果還是沒感覺到，請用一隻手靠近後腳內側，另一隻手去摸肩胛骨的中間，然後身體朝遠離後腳的方向稍微彎曲。
5. 重複做完指定次數。

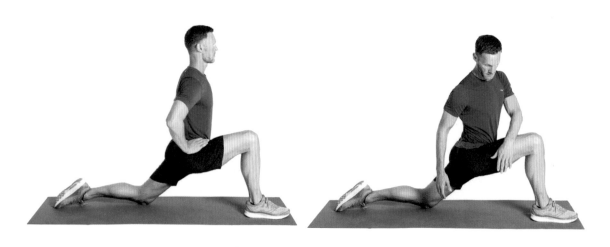

**應有感受**：你應該會在髖屈肌的位置（髖部前方，稍微延伸至下腹部）感覺到輕微的伸展。

如果你的下背部有任何不適，那代表你要麼是沒有保持身體挺直，向後傾斜了，要麼是你的骨盆前旋了，所以請把髖部回推到身體下方，並在移動過程中用骨盆施以一點推力。

**器材（如有需要）**：過程中運用牆面或椅背來保持平衡或許會有幫助。

**目標部位**：闊筋膜張肌、腰大肌和腰小肌、髂肌、髂腰肌和股直肌。

**你知道嗎？**髖屈肌的起端為下脊柱，並一直延伸到髖部前方，髖部的屈肌肯定比下背部的肌肉更強壯，如果你有下背痛，非常有可能是你的髖屈肌很緊繃，用上述的方法伸展，就能讓下背部的疼痛消失。

除此之外，男性的髖屈肌和睪丸是共享一條神經，所以在緊繃髖屈肌旁邊的睪丸疼痛並不罕見，但請勿以此為準則：如果你碰到這種疼痛，請向專業醫生諮詢，不過你的專業醫生可能不會做出髖屈肌緊繃的診斷，所以伸展也要同步進行，它很可能會改善疼痛，也可能正是疼痛的原因。

*注意：如果你有類似的醫療問題，我強烈建議你去看醫生，因為延遲接受準確的診斷可能會危及性命。*

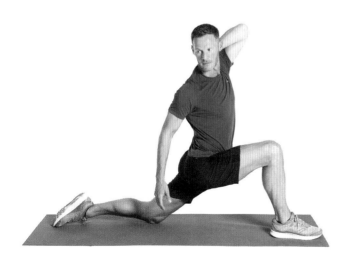

**⚠ 安全建議／注意事項：**

請確保你的姿勢正確，可以稍微探索這個伸展動作，小心不要讓背部受傷，如有需要，可以讓膝蓋靠在比較舒適的東西上，只因為你所有的跑步夥伴都能用同一個姿勢來伸展，不代表你也能做到——這個伸展姿勢可以像眼鏡度數一樣各有不同。

# 闊筋膜張肌與髂脛束伸展

初級：每天進行 2 次 30 秒的伸展
中級：每天進行 3 次 45 秒的伸展
高級：每天進行 4 次 60 秒的伸展

　　闊筋膜張肌是髂脛束的收縮構造，負責維持膝關節在運動中的穩定性，髂脛束本身具有鋼鐵一般的張力強度，無法伸展，所以唯一能釋放緊張度的地方便是闊筋膜張肌，把手指伸進一條普通牛仔褲的硬幣袋中很容易就能摸到這塊肌肉。

## 技術／操作說明

1. 從站姿開始，一隻腳往後滑，繞過另一隻腳，直到雙腳的小腳趾相互平行，之間的距離大約是 30 至 60 公分。
2. 把跟後腳同側的手臂高舉過頭，髖部向外側推，身體往站立腳那一側彎曲，另一隻手則放在髖部上。
3. 重複做完指定次數，然後換邊進行。

變化：如果你想加強伸展程度，可以把另一隻手舉起來，手肘彎曲，往下滑到肩胛骨之間，然後試著把後腳那一側的髖部往前推，並朝站立腳做弧形運動（這樣的動作幅度很小，但伸展會加強）。

**應有感受**：闊筋膜張肌部位會感到輕微的伸展。

**器材（如有需要）**：在伸展過程中運用牆面或椅背來保持平衡或許會有幫助。

**目標部位**：這個伸展動作是針對闊筋膜張肌，雖然在伸展過程中幾乎不可能分隔出一塊肌肉，但還是要以此為目標，你還能小幅伸展腰方肌（背側曲肌）、腓骨長肌、股二頭肌、闊背肌和外側臀肌。

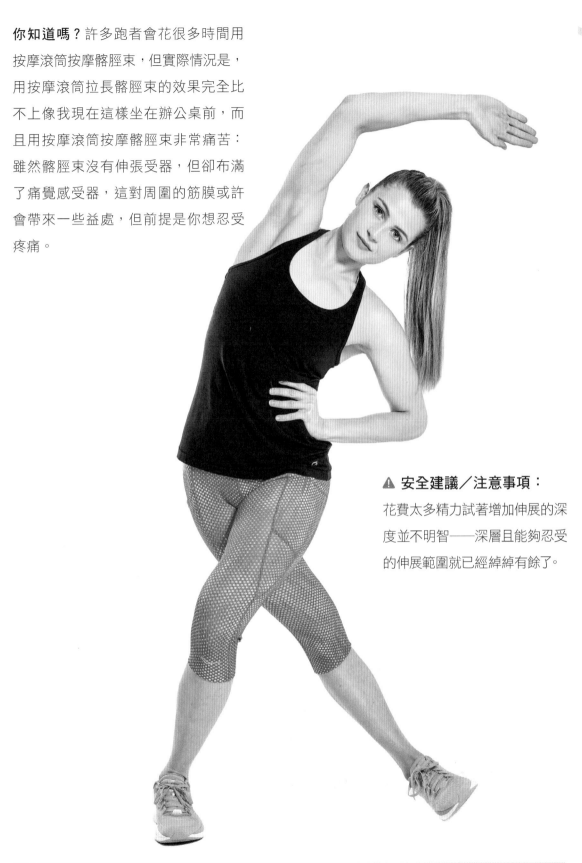

你知道嗎？許多跑者會花很多時間用按摩滾筒按摩髂脛束，但實際情況是，用按摩滾筒拉長髂脛束的效果完全比不上像我現在這樣坐在辦公桌前，而且用按摩滾筒按摩髂脛束非常痛苦：雖然髂脛束沒有伸張受器，但卻布滿了痛覺感受器，這對周圍的筋膜或許會帶來一些益處，但前提是你想忍受疼痛。

⚠ **安全建議／注意事項：**
花費太多精力試著增加伸展的深度並不明智——深層且能夠忍受的伸展範圍就已經綽綽有餘了。

## 伸展下背的屈膝抱胸

初級：進行 1 次 30 秒的伸展
中級：進行 2 次 30 秒的伸展
高級：進行 2 次 45 秒的伸展

　　人們通常會認為下背部很脆弱，但它其實會隨著你的鍛鍊而增強，不過缺少柔軟度的背部肌肉會造成許多問題，整個背部應該會從身體的大動作中獲益良多——左右移動、向前屈曲和伸展，加上日常生活中無數種動作組合——例如把身體探向汽車後座就同時涉及了背部的伸展、旋轉和側曲，而跑步同樣會對與下背部旋轉有關的肌肉造成許多負擔，這是因為雖然你沒有邊跑邊側曲（希望是沒有），但這些肌肉仍需要出力，避免多餘的動作發生。

### 技術／操作說明

1. 背部平貼地面仰躺著，把膝蓋拉向胸部，而不是頭部——這個動作不是要你彎曲背部，把身體捲成球狀。
2. 重複做完指定次數。

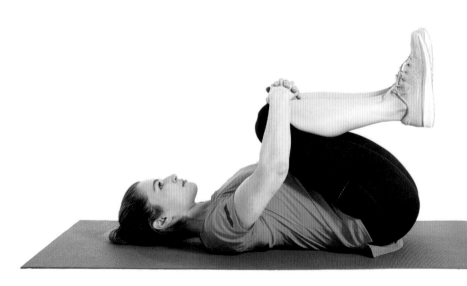

**應有感受**：你應該會感覺下背部有得到伸展，大腿後肌也稍微得到伸展，最高則是到臀肌。

**額外的建議**：人們常會對自己的背部疑神疑鬼，一部分是因為我們常聽說有人背不好而發生某種狀況，於是我們開始對自己的背部感到些許焦慮，所以最輕微的調整都會使我們有意識和潛意識地將這些「知識」套進該情況中，經常導致超出合理範圍的疼痛。今後，你還是會覺得你的背很脆弱，並開始用不同的方式保持冷靜，那個方法肯定就是減少活動，而你動得越少，能活動的範圍也就縮小了，所以預言便自我實現了。

　　確保自己擁有（而且感覺像真的擁有）金剛不壞的背部的一個方法，是努力確保你的背部夠強壯，並能透過這個屈膝抱胸伸展，以及其他背部靈活度的鍛鍊動作來維持柔軟度。

**器材（如有需要）**：不要在太硬或太軟的地面上做這個伸展動作——有運動墊會很完美。

**目標部位**：腰椎伸肌、臀肌和髖關節。

### ⚠ 安全建議／注意事項：

有一些影片和資訊會告訴你，這項鍛鍊會讓你的背傷每況愈下，我得説，物理治療師不再討論「椎間盤膨出」或「損傷」了，如果能隨著時間推移逐漸強化，身體就能對負荷有良好的反應，這種認為屈膝抱胸會把椎間盤「往外推」的想法根本是無稽之談，你做的是你的骨骼有能力做到的動作，只要在執行時不要讓別人跳到你身上而過度伸展，那就會沒事。

## 頸部旋轉、側曲和屈曲伸展

初級：左右各做 2 次，維持 10 秒
中級：左右各做 3 次，維持 20 秒
高級：左右各做 3 次，維持 30 秒

　　頸部支撐著人體最重的一個獨立部位：頭部，你的頸部需要你，務必確保你知道如何照顧頸部，而這組簡單卻非常有效的伸展運動將幫助你達成目標，它涉及一系列特定的動作，有些需要用指尖施加阻力。

### 技術／操作說明

頸部旋轉：

1. 坐著或站著都行，先看向右肩，然後是左肩——請勿同時移動上半身或肩膀——例如，可以利用牆壁上的標記來測量頭部向左和向右各自的轉動幅度。

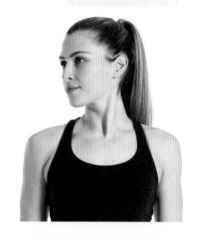

2. 現在回到能轉動的最末端，把兩根手指放在下巴上，讓頸部輕輕地往外多伸展一點，重複做個幾次，維持 10 至 30 秒。

3. 你可以對旋轉肌施以本體感覺神經肌肉促進術來提升表現，用頭抵住手指的阻力，這樣就會抵銷運動；相反的，頭和手指兩邊應該要是相等且相反的力（這不是在考驗你有多有力，20 至 30%的肌力就很適合了），維持八秒鐘，放鬆，然後讓頭部稍微多轉動一些，你可以重複這個步驟幾次，就能親眼看到活動範圍的增加。

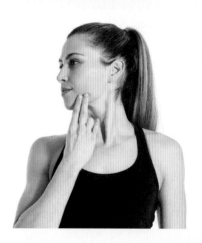

　　在你進行日常的生活時，頸部的靈活度會稍微下降，所以每週進行這項鍛鍊三次，將能帶來最佳的進步效果。

側曲：

1. 再來要在側曲時（耳朵往肩膀靠近）進行同樣的方法，站著或坐著都行，肩膀放輕鬆，試著克制抬起肩膀的衝動。

2. 頭部往側面彎曲，讓耳朵盡可能靠近肩膀。

3. 把兩根手指放在頭頂較高的那一側，並往下施加壓力來加強伸展，重複幾次，維持 10 至 30 秒，如果你想在這個動作中嘗試本體感覺神經肌肉促進術，同樣只需使用 20 至 30% 的肌力。

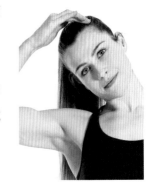

屈曲：

1. 站著或坐著都行，肩膀保持放鬆，試著克制抬起肩膀的衝動。

2. 讓頭部輕輕地往胸部垂下——只要稍微伸展到就行。

3. 把兩根手指放在頭頂，往下施加壓力來進一步伸展，我可能會每週執行一次，因為多數人都已經有往前低頭的傾向了，如果你也是如此，可以多加鍛鍊其他伸展。

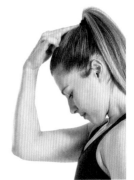

**應有感受：**動作要輕柔，不要有絲毫的加重，頸部伸展非常輕鬆——不需要像第二次訓練那樣那麼累！在幾週到幾個月的時間裡慢慢增加活動範圍。

**器材（如有需要）：**無。

**目標部位：**側面的屈肌、頸伸肌和頸迴旋肌（Neck Rotators）。

**你知道嗎？**深層頸屈肌的運作過程很有趣，而且它附著到頸椎的方式使得強化深層頸屈肌會改善姿勢，你可能會認為強而有力的頸屈肌會讓頸部屈曲更多，但這些肌肉反而能把頭部更往肩膀上拉，當你考量到頭部的平均重量是 5.4 公斤，而且頭每往前移動 2.5 公分，就會增加 4.5 公斤的重量，很容易就能看出即便頭部只是向前移動幾公分，也會增加非常大的重量，所以就讓頭部端正地待在肩膀上吧！

⚠ **安全建議／注意事項：**請勿過度伸展，試著想像頸部的姿勢，並參考在你用手機、平板電腦或電腦時，你的頭會往前伸的距離。

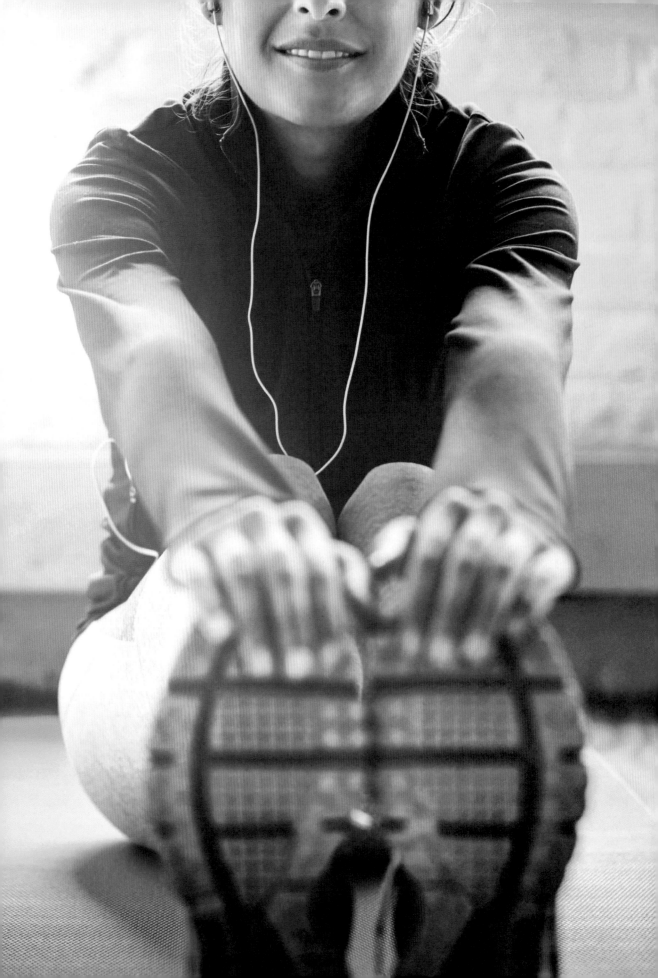

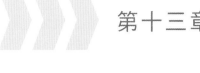

## 第十三章

# 各部位的伸展與肌力鍛鍊

本章節將按照身體各部位介紹具有挑戰性的有效鍛鍊，能在你有需要時作為參照標準！其中包含了很不錯的基本伸展運動，也有各式各樣的肌力鍛鍊，能幫助你發展最重要的體能來面對比賽。而對治療師來說，本章節的內容可以作為你提供給個案的鍛鍊處方。

事先說明非常重要，雖然我會建議你嘗試本章節中的所有鍛鍊，但對你來說，有些鍛鍊會比其他的更有效，如果你是一般的跑者，你就會意識到你可能有些容易受傷的部位或弱點需要處理，我的目的是幫你量身打造出一套你能享受其中的例行伸展運動，但如果你身體的不同部位發生了小毛病，或是對於一直重複相同的訓練感到厭倦，這個章節也有足夠的選擇能讓你稍微改變一下。

### 腳

腳是你能立於地面的錨，我們必須照顧好這個部位，才能感受地面及其反作用力，並做出反應，腳的能力越好，跑者就越厲害。

## 腳趾抓毛巾

如果你希望雙腳能變得強壯又靈活，那麼這個動作準沒錯！用腳趾在地板上拉扯毛巾的動作能加強足部的小肌肉，並開始變得更加敏捷，在未來便能承受你跑步的負荷。

### 技術／操作說明：

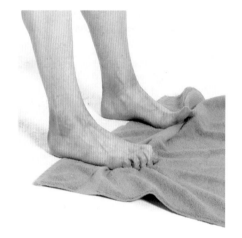

1. 找一個地面光滑處，像是木頭地板或地磚，不要是地毯，然後坐在椅子上，把毛巾在你面前整齊地縱向攤開。
2. 打赤腳，雙腳間隔幾英吋，只有腳趾放在毛巾上，其他部分踩在地板上。
3. 想像你的腳跟貼在地板上，但腳還是能抬起（就像踩汽車油門那樣）。
4. 現在用腳趾抓住毛巾，只用腳把毛巾拉過來，這樣毛巾就會被不離地的腳跟卡住，蜷縮在腳下，繼續重複該動作，直到腳下沒有空間容納毛巾為止，再把毛巾拉回起始位置重複鍛鍊，一次大約持續 2 分鐘。

**應有感受：** 一開始會很困難，你可能會發現有一隻腳很難拉動毛巾，或是毛巾就是拉不動，對其他人來說，毛巾看起來必須是流暢地往你的腳下滑，像是你強而有力地掌控著毛巾般，儘可能發揮腳的能耐。

**器材（如有需要）：** 一張椅子和一條毛巾。

**目標部位：** 足蚓狀肌（Lumbricals）、屈趾短肌（Flexor Digitorum Brevis）、屈足拇短肌（Flexor Hallucis Brevis）和骨間肌（Interossei）。

⚠ **安全建議／注意事項：** 這是一個非常容易上癮的鍛鍊，你會到處尋找家人或親朋好友一起練習，也可能你動來動去的腳趾會被其他人看見，讓你周圍的人都覺得心煩。

# 大腳趾伸展

初級：雙腳每天進行30秒的伸展

中級：雙腳每天進行數次60秒的伸展

高級：伸展時間維持越久越好，雖然如果你已經進到高級鍛鍊階段，那麼你的大腳趾很可能已經有足夠的靈活度，你仍然可以透過初級的伸展來加以維持。

　　大腳趾不靈活，主要是因為我們總是穿著鞋子，而且通常是鞋頭偏窄的鞋款。大腳趾的運動對於跑步時的蹬地力道相當重要，還能降低像是足底筋膜炎這類傷勢的風險。

**技術／操作說明：**

1. 打赤腳，用手指指尖把大腳趾往脛部的方向扳，一開始膝蓋可以彎曲，但如果柔軟度允許，你可以把整條腿伸直來進行。

2. 在指定時間內維持住，然後換腳進行，確保每隻腳做的次數是偶數，在每組之間可以放鬆休息。

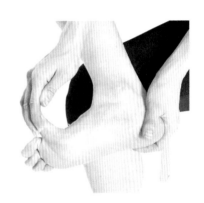

**應有感受：**你的腳底應該會有伸展的感覺，如果你的趾關節有明顯疼痛，那麼你應該去做檢查，以免是關節本身有問題，物理治療師或足科醫生都能提供幫助。

**器材（如有需要）：**無。

**目標部位：**足底筋膜。

**你知道嗎？**據目前所知，在從未用鞋子把腳包起來的部族或文化中，還沒出現過任何一例拇趾滑液囊炎（Bunion）或大腳趾的相關疾病。

⚠ **安全建議／注意事項：**如果你有很明顯的拇趾滑液囊炎或拇趾外翻（大腳趾往其他腳趾靠過去），在進行這項鍛鍊前請先諮詢醫療專業人士。

# 強化足弓

初級：做一組，一組5至10次
中級：做兩組，一組10至15次
高級：做三組，一組20次

　　為了鍛鍊天生的足弓，或是至少提升腳的肌力，你可以試著在站立時抬高足弓並慢慢地降低，看起來有點像一個矮子試圖融入身邊比較高的人群。

**技術／操作說明：**

1. 赤腳站立，雙腳與髖部同寬。
2. 大腳趾和腳跟不離地，透過提高腳的內側縱向足弓來增加整體高度。
3. 慢慢地降下來。
4. 重複做完指定次數。

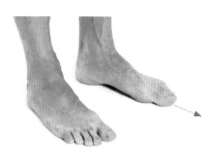

**應有感受：**感覺應該像是你筆直地往上，而不是往腳的外側翻，要做對動作非常困難，但經常嘗試，讓動作小到幾乎不會有人注意到就很不錯了。

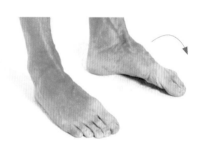

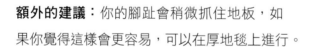

**額外的建議：**你的腳趾會稍微抓住地板，如果你覺得這樣會更容易，可以在厚地毯上進行。

**器材（如有需要）：**無。

**目標部位：**位於足部內在的小肌肉，足蚓狀肌和屈足拇短肌。

⚠ **安全建議／注意事項：**抽筋是可能會發生的唯一問題，如果抽筋的話，請確保有攝取足夠的水分，並輕輕伸展。

# 用腳趾夾彈珠

初級：做一組，一組30秒
中級：做兩組，一組60秒
高級：做四組，一組60秒

這項鍛鍊單純就是撿起一堆散落的彈珠，只不過是用腳夾起，讓腳變得跟手一樣靈巧好控制，這個嘛⋯⋯至少在能力上可以稍微接近一點。

**技術／操作說明：**

1. 把彈珠灑在整片地毯或小型地毯上。
2. 在腳的附近放一個碗，然後開始用腳趾夾起彈珠放到碗中。
3. 完成後，換另一隻腳做完指定組數。

**應有感受：**你會對於要完成這個任務感到尷尬又沮喪，如果你很容易就完成了，請接著嘗試用腳趾寫字（請見第 156 頁）。

**器材（如有需要）：**整片地毯或小型地毯、一大把大小不同的彈珠、一個碗。

**目標部位：**這能鍛鍊腳的足蚓狀肌和屈肌，並大大提升足部的運作。

**你知道嗎？**手跟腳的生理機能非常相似，這代表腳的靈巧度幾乎跟手一樣，我們只是在一歲前，從穿上鞋子的那一刻起就不再訓練我們的腳，是時候彌補訓練的空白了。

⚠ **安全建議／注意事項：**別在地板上留下任何彈珠，以免之後滑倒或踩到。

# 用腳趾寫字

初級：寫出你的名字，要能看懂
中級：寫出你的全名
高級：寫出所有英文字母

　　想將腳的靈活度提升到全新的境界，可以試著在腳趾之間夾一支筆，然後寫下你的名字，這是對腳與腳趾的精細動作和微技能的終極考驗。

## 技術／操作說明：

1. 把一些紙黏在地板光滑的部分，或是黏在木板或托盤上。
2. 坐在椅子上，在腳趾間夾一支筆。
3. 開始用腳在紙上寫字，試著把你的名字寫到清楚易讀。
4. 請朋友幫忙看看，問他們能否讀懂你的字跡。
5. 繼續嘗試，直到練習數週後，你能寫出清晰的字跡。

**應有感受：**高難度又令人沮喪，如果你的個性跟我很像，還會感到有點壓力──這麼簡單的事怎麼會如此困難！

**額外的建議：**你需要投入時間鍛鍊，重複執行該過程，來訓練大腦儲存腳能做到的精細動作，這不會馬上就有成效，但對你的長期跑步目標非常有幫助。

**器材（如有需要）：**膠帶、紙、光滑的地面，或是木板、托盤，還要一支鉛筆。

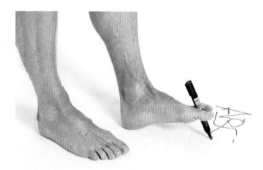

**目標部位：**腳的足蚓狀肌和屈肌。

**⚠ 安全建議／注意事項：**雖然簽字筆的筆身更寬，更容易控制，而且寫字更不費力，但它會對你漂亮的地板造成大災難，所以要小心注意周圍環境，也許先從鉛筆開始就好⋯⋯

### 腳踝

　　腳踝是身體其他部分的平衡與運動管理部位，能把重要的資訊傳送到大腦，需要大量的肌肉、肌腱和韌帶來支撐，才能穩定住腳踝和傳遞大量的動作。

## 內翻肌力的彈力帶鍛鍊

初級：兩腳各做兩組，一組15次
中級：兩腳各做兩組，一組20次
高級：兩腳各做三組，一組20次

　　腳踝內翻跟造成常見腳踝扭傷的動作一樣，也就是腳往外翻，沿著腳的外側（小腳趾那一邊）旋轉。

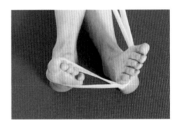

**技術／操作說明：**

1. 坐在椅子上，把彈力帶套在腳的內側，把彈力帶另一端沿著腳的外側往上拉，並用手抓住。
2. 另一隻腳從上方跨過有套彈力帶的腳，然後把腳放在脛部外側跟彈力帶之間，把彈力帶往下踩，以便製造張力。
3. 把腳往內和往上做弧形的旋轉，以大腳趾那一側來帶動，這樣便是在用沿著脛部內側延伸的小肌肉來產生運動。
4. 緩慢地復位，並重複做完指定次數。

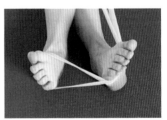

**應有感受：**你應該會感覺到是脛部內側的肌肉在運作，而不是脛部前側的肌肉，如果你感覺到的是後者，那你的腳就是往上抬起，而不是往內旋轉。

**器材（如有需要）：**強度和長度都適當的彈力帶。

**目標部位：**脛後肌。

**⚠ 安全建議／注意事項：**彈力帶有時會斷掉，請小心。

## 足背屈的彈力帶鍛鍊

初級：兩腳各做兩組，一組15次
中級：兩腳各做兩組，一組20次
高級：兩腳各做三組，一組20次

　　腳踝的背屈就是把腳往上抬，我是透過海豚背上的背鰭來記憶，能幫助我記得背面就是頂部。

**技術／操作說明：**

1. 把彈力帶的一端套在堅固的桌腳或電暖器底座上。
2. 坐在地板上，腳往前伸，面向彈力帶的定錨點，同時把彈力帶的另一端套在腳背上。
3. 把腳朝自己的方向扳，然後慢慢回到起始位置。
4. 兩腳重複做完指定次數。

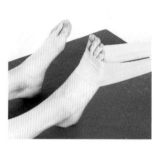

**應有感受：**你會感覺到脛部前側的肌肉在努力把腳抬高，然後隨著你在承受張力的情況下讓腳復位而放鬆。

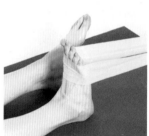

**器材（如有需要）：**強度和長度都適當的彈力帶，還有定錨點，像是沉重桌子的桌腳，或是電暖器管。

**目標部位：**脛前肌。

⚠ **安全建議／注意事項：**如果你的下背部和大腿後肌的柔軟度不允許你伸直雙腿坐在地上，那可以考慮採坐姿，或讓膝蓋稍微彎曲。

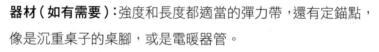

讓彈力帶在腳上均勻張開，感覺會比較舒適；
彈力帶在使用一段時間後常會縮起來並勒進皮膚裡。

# 蹠屈的彈力帶鍛鍊

初級：兩腳各做兩組，一組15次
中級：兩腳各做兩組，一組20次
高級：兩腳各做三組，一組20次

　　這跟踮腳尖很類似，但會使用彈力帶，老實說，我喜歡踮腳尖勝過這項鍛鍊，但根據你的肌力和鍛鍊的偏好，這也是個不錯的選擇。

### 技術／操作說明：

1. 坐在地上，雙腳往前伸直，把彈力帶套在腳底。
2. 兩手抓住彈力帶的另一端拉至緊繃，然後腳趾往前推，鍛鍊小腿後肌。
3. 慢慢回到起始位置。
4. 兩腳重複做完指定次數。

**應有感受：**類似踮腳尖，但可能稍微容易一點，你可以把彈力帶更用力往後拉來增加阻力。

**器材（如有需要）：**強度和長度都適當的彈力帶。

**目標部位：**腓腸肌和比目魚肌。

**你知道嗎？**在跑步時，小腿後肌是唯一一種會經歷全活動範圍的肌肉。

⚠ **安全建議／注意事項：**請勿在過程中放開彈力帶──那會像把繃緊的橡皮筋發射出去。

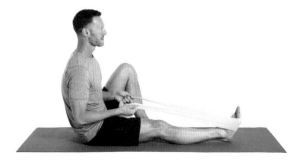
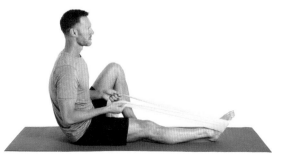

# 腳趾離地

初級：做兩組，一組15次
中級：做三組，一組20次
高級：做三組，一組20次，外加在腳趾抬到高點時做20次小幅擺動

　　這是158頁「足背屈彈力帶鍛鍊」更實用的版本，讓鍛鍊能更上一層樓，因為你需要站著，還會把重力當作阻力。

**技術／操作說明：**
1. 背靠牆壁站立。
2. 雙腳與牆壁保持一個腳掌的距離。
3. 以腳跟為支點，把腳趾盡可能抬高，維持住並數到三。
4. 慢慢回到起始位置，重複做完指定次數。
5. 在高級鍛鍊的最後一次的結尾，把腳趾再度抬起，
   並在頂點處做些小幅度的擺動來收尾。

**應有感受：**如果你有努力鍛鍊肌肉，最終你應該會感覺到脛部有一股很棒的深層燒灼感，在這項鍛鍊中，你可以很清楚地看到脛部前方的肌肉在運作。

**器材（如有需要）：**一面牆壁跟一定程度的忍痛能力。

**目標部位：**脛前肌。

**你知道嗎？**這是預防脛前疼痛的絕佳方法，每天晚上鍛鍊一次，你應該就不會受這種傷。

⚠ **安全建議／注意事項：**做這項鍛鍊時穿著襪子踩在容易滑倒的地板上可能會害你臀部瘀青——別說我沒警告你！

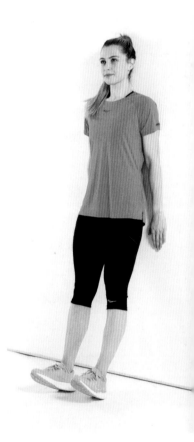

## 小腿

小腿是跑步速度的驅動力，其肌力能讓你加速、接收地面的反作用力，讓你更能抵抗傷勢，何樂而不為呢？

# 踮腳尖

初級：兩腳各做三組，一組15次
中級：兩腳各做四組，一組15次
高級：兩腳各做五組，一組20次

史蒂夫 · 克拉姆（編註：Steve Cram，英國男子田徑運動員，1984 年在奧運會中獲得銀牌）在年輕時，每天都要做這項鍛鍊 500 次，而他不止一次地打破了最快跑完一英哩的世界紀錄。

即便你沒有創下什麼紀錄，小腿後肌增加的肌力也會對你的跑步有直接的正向影響，更不用說還能降低小腿後肌和阿基里斯腱的受傷風險。

**技術／操作說明**

1. 單腳站立，雙手扶在牆上以保持平衡，踮起腳尖然後慢慢放下——就是這麼簡單。
2. 重複做完指定次數。

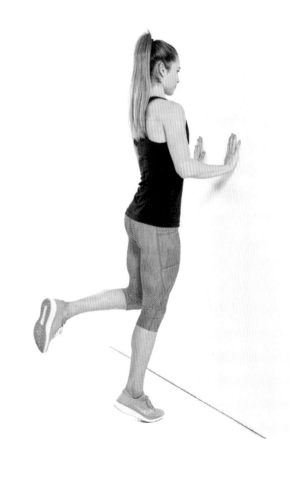

變化：為了達到更深層的收縮，你可以站在踏板邊緣，然後抬起腳跟做踮腳尖鍛鍊，然後慢慢往下降，直到小腿後肌降到最低點，接著再次抬起，這能增加活動範圍，同時還能伸展小腿後肌。

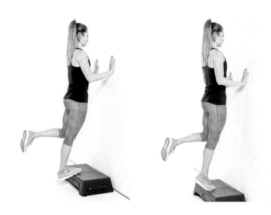

前述的組數和重複次數對於維持肌力很有效，但如果你有阿基里斯腱的問題，請遵照以下做法：

1. 在兩週的時間裡，每兩天做一輪四組 45 秒的等長收縮鍛鍊（指在鍛鍊期間單純用腳尖站立，不做其他動作）。

2. 在接下來的 6 週進行踮腳尖的慢速阻力重量訓練，按照第一點的概述進行踮腳尖鍛鍊，但踮腳往上和下降的速度要放慢，而且都要數 4 秒鐘，一定要每兩天鍛鍊一次，並用裝滿重物的背包來盡量增加重量。

3. 最後是離心收縮的踮腳尖鍛鍊，這需要你用有傷的腿做鍛鍊中往下降的部分，用沒有受傷的腿踮腳，然後用有傷的腿盡可能緩慢地下降，在過程中維持等速，而不是像很多人一樣，一開始都先快速下降，然後才放慢動作。

**應有感受**：你的小腿後肌應該會確實感受到鍛鍊，其實在一組鍛鍊中就感覺小腿後肌已經達到最大負荷是很正常的。

**器材（如有需要）**：無。

**目標部位**：腓腸肌和比目魚肌。

**你知道嗎？**主要的小腿後肌的三條，其中比目魚肌是最不為人知的，但把內側腓腸肌和外側腓腸肌視為獨立的肌肉時，比目魚肌其實是三者之中最大的。

⚠ **安全建議／注意事項**：安全無比。

# 脛部伸展

初級：做兩組，一組維持20秒
中級：做兩組，一組維持40秒
中級：做三組，一組維持60秒

在做完腳趾離地鍛鍊後（請見第 160 頁），或是你的脛部感到緊繃或疼痛，都很適合做脛部伸展，鍛鍊的目的是拉長沿著脛部側面延伸的肌肉。

## 技術／操作說明：

1. 跪在床墊、地板或是運動墊上，可以的話請跪坐在腳跟上，雙腳往後伸直。
2. 一開始先跪坐伸展 20 秒，以免過度刺激脛部前方。
3. 重複做完指定組數。

變化：如果你因為股四頭肌緊繃而無法完全跪坐，可以先嘗試股四頭肌伸展（請見第 136 至 137 頁），或是在屁股下方放些枕頭，坐在枕頭上做伸展。

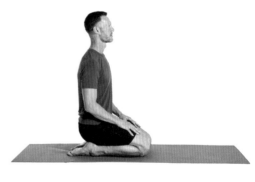

**應有感受：**你的目標是針對脛部前側進行妥善的伸展，但這不包含腳踝前側的劇烈疼痛，所以我們才會先在柔軟的表面上做嘗試。

**額外的建議：**這個伸展動作有個站立的版本，看起來有點像你正準備要踢球，但腳趾接觸地面時就會停止動作，你可以用同樣的方式加上良好的平衡來把脛部伸展開，但要小心不要跌倒，或是把時間花在試著穩住身體，沒有正確地伸展。

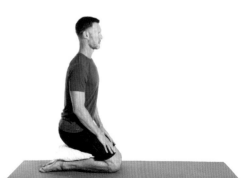

**器材（如有需要）：**無。

**目標部位：**脛前肌和脛後肌。

# 腓腸肌（小腿後肌）伸展

初級：兩腳每天各做兩組，一組30秒
中級：兩腳每天各做三組，一組45秒
高級：兩腳每天各做四組，一組60秒

　　腓腸肌是小腿後肌裡兩片雞排狀的肌肉，內側腓腸肌是兩塊肌肉中比較大塊的，位於腿部內側，小腿後肌是在跑步時唯一會經歷全活動範圍的肌肉，被視為主要的移動肌肉之一，所以伸展小腿後肌非常重要，而由於很簡單就能做到，這成了跑者最常運用的一項伸展運動。

**技術／操作說明：**

簡單的站立伸展：

1. 面向牆壁站立，腳趾靠在牆壁上，腳跟踩在距離牆壁約 7.5 公分處。

2. 整條腿伸直（膝蓋不動），讓髖部往牆壁靠近，直到你感覺小腿後肌有深度的伸展。

3. 在指定時間內維持該姿勢，不要進一步移動，然後放鬆，兩腳都做完指定組數。

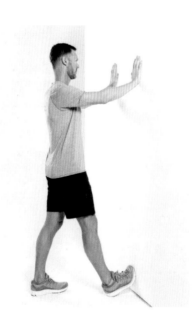 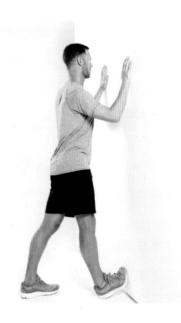

變化：

**內翻和外翻小腿後肌伸展：**
前述的伸展可以透過腳趾
向內或向外轉來進行，以便
內側或外側腓腸肌得到更
獨立的伸展，抬起腳跟能對
正確的部位施以壓力，讓
你能加強伸展。

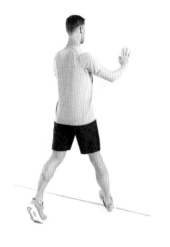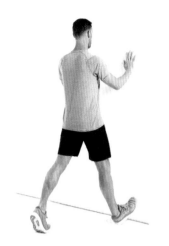

**踏板伸展：**站在踏板邊緣降下腳跟，並以下降程度來增加伸展強度，這樣也
能伸展小腿後肌，這是模仿在踏板上踮腳尖的鍛鍊，但在此例中是伸展運動，
而不是肌力鍛鍊，所以目標是從踏板邊緣降下腳跟，然後撐過希望的秒數後
再復位，而不是在很大的活動範圍中緩慢地降低腳跟。

**應有感受：**這個伸展方法對多數人來說很容易做到，而且感覺可能會很強烈，
如果你也這麼覺得，那就稍微減輕伸展強度，用新的姿勢來伸展。

**額外的建議：**小腿後肌對於跑步的穩定性至關重要，穿高跟鞋或鞋跟比較高
的鞋子，長久下來會讓肌肉變短，如果你的狀況正是如此，那請確保你能更
加投入這個伸展運動、更常進行，或許也可以改穿更合適的鞋子⋯⋯

**器材（如有需要）：**一面牆壁，或是一棵樹也行，雖然帶著任何一樣都很麻
煩且不明智⋯⋯

**目標部位：**這個伸展運動是特別針對腓腸肌。

⚠ **安全建議／注意事項：**你會希望將腓腸肌維持在最佳長度，但一旦你的腳踝
背屈（把腳趾抬高的能力）達到令你滿意的程度，那就要維持住，足背屈最棒
的程度大約是 45 度，應該要維持，而不是增加。

## 大腿

你有在早上不得不倒著走下樓梯的經驗嗎？也許是在你的第一場跑步賽事之後？如果你還沒碰過，可能有些人會認為你鞭策自己的努力還不夠，但如果你有這種經驗，那麼你不需要我的激勵就會繼續讀下去。

## 大腿後肌伸展2

初級：做兩組，一組維持30秒
中級：做三組，一組維持45秒
高級：做四組，一組維持60秒

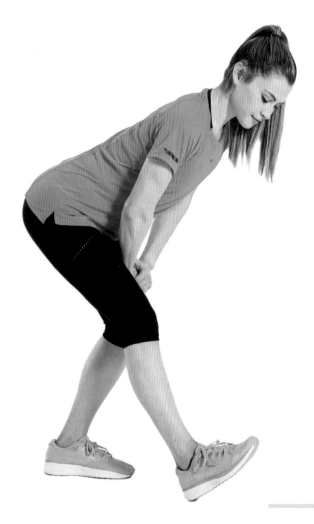

大腿後肌對許多人來說都是棘手的難題，主要是因為大家都會透過做些簡單的測試，知道自己的大腿後肌是否緊繃，而且很快就能知道狀況有多糟，不過大腿後肌的伸展非常簡單，沒人需要因其緊繃而感到苦惱，又不是在等待什麼解藥！我們知道確切做法，只需要對目標下定決心，我們都能變得更像堅毅的珍·芳達（Jane Fonda），除了第139至141頁的技術之外，還有一些額外的技術能嘗試。

**技術／操作說明：**

站姿：

1. 把你想伸展的腳往前邁出一小步，那隻腳先伸直，然後後腳的膝蓋彎曲，稍微靠近前腳的膝蓋，現在前面那隻腳稍微彎曲，身體往前傾，讓臀部稍微往下，你就會感覺到大腿後方的伸展。
2. 重複做完指定組數。

躺姿：

1. 平躺在地上，拿一條毛巾或彈力帶，將其套上你的腳跟，兩手各抓住一端。

2. 大腿抬高，跟軀幹呈 90 度角，膝蓋稍微彎曲。

3. 開始拉動毛巾或彈力帶，你的腿會開始伸直，當你感受到
   不錯的伸展時，在指定時間內維持住。

4. 你需要讓髖部保持 90 度的彎曲，除非你的腳很容易
   伸直，如果是這樣，膝蓋稍微往身體靠近，縮小
   大腿和軀幹之間的角度，然後把彈力帶跟腳
   朝自己拉近——這樣伸展的過程中膝
   蓋都是彎曲的。

5. 重複做完指定組數。

**應有感受：**大腿後方的大腿後肌應該會感覺到伸展，大腿後肌的肌腱越過膝蓋後方，並穿進小腿骨（脛骨），但是在腳持續伸直時，所有伸展的感覺通常都發生在膝蓋後方，這很可能是因為伸展到的是坐骨神經，而不是位於大腿後方接近根部的肌體。

**額外的建議：**膝蓋要持續彎曲，才能伸展到大腿後肌，而不是坐骨神經。我認為在跑步方面，我們都已經不再做我學生時代常見的把腿伸直、伸手觸碰腳趾的那類伸展了，當然，這個伸展動作在瑜伽、皮拉提斯、體操和其他種類的運動中依然很常見，但在跑步的領域中已經不常見了。

**器材（如有需要）：**一條毛巾，或是強度和長度都適當的彈力帶。

**目標部位：**股二頭肌、半腱肌和半膜肌。

⚠ **安全建議／注意事項：**：千萬不要往前傾並用彈跳的方式伸展大腿後肌——這樣無法拉長肌肉，反而會對背部造成過多壓力。

# 大腿後肌的肌力鍛鍊

初級：做三組，一組15次

中級：做三組，一組20次

高級：做四組，一組25次

　　強化大腿後肌很重要，大腿後肌如果能正確地使用，腳跟往後抬高到適當的高度，那將能在跑步過程中得到妥善的鍛鍊，但它很少會經歷全活動範圍，所以還需要一些額外的鍛鍊，大腿後肌也會常常變得緊繃，所以也要注意伸展的部分。

**技術／操作說明：**

站姿：

　　這個簡單的大腿後肌後勾動作可以站著完成，只需要把腳往上勾起到臀部，然後慢慢放下。在這個動作中，腳從最高點往下降時會很難控制住，所以要盡可能在這個範圍內增加肌力的鍛鍊。

躺姿：

1. 為了提升效果，請你趴在地上，把彈力帶的一端套在腳跟上，另一端則套在跟你差不多重的定錨點上（像是沉重桌子的桌腳）。

2. 把腳往上勾起到臀部，確保你在過程中都能維持足夠的肌張力，然後再慢慢把腳放下。

3. 重複做完指定次數。

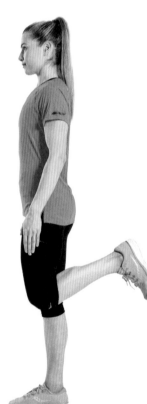

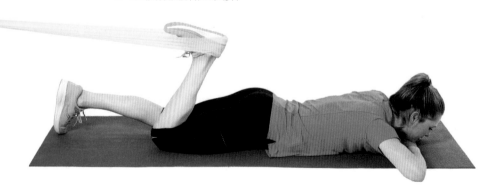

抗力球的運用：

1. 這是一個強化大腿後肌的好方法，請仰躺在地，腳跟放在抗力球頂部。

2. 將髖部抬離地面，用大腿後肌把腳跟朝自己拉近。

3. 慢慢把球推開，這個動作需要平衡感，但這項鍛鍊非常實用，值得你堅持下去，直到能夠精通。

4. 重複做完指定次數。

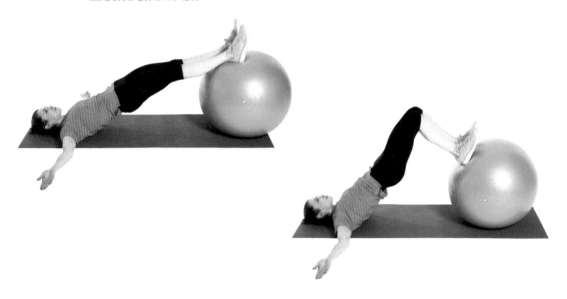

**應有感受**：大腿後肌的肌體位於大腿根部後方，你應該會感覺到這個部位的肌肉有在運作。

**額外的建議**：完成一系列鍛鍊，直到你能完成抗力球的訓練，這能確實提升你的跑步能力。

**器材（如有需要）**：強度和長度都適當的彈力帶，以及一顆抗力球，在網路上很容易就能買到。

**目標部位**：股二頭肌、半膜肌和半腱肌。

⚠ **安全建議／注意事項**：抗力球的鍛鍊需要一定的專注力，而你得逐步建立，也許未來你能在鍛鍊時把雙手交叉於胸前。

# 深蹲橫移的彈力帶鍛鍊

初級：兩腳各做三組，一組10次
中級：兩腳各做三組，一組20次
高級：兩腳各做三組，一組30次

　　這是深蹲和側弓箭步的結合，這項鍛鍊能為跑者帶來的益處是能以實用的方式發展那些被忽略的內收肌和外展肌。

**技術／操作說明：**

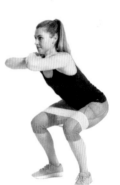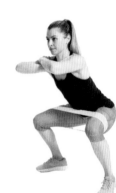

1. 在雙腳套上一條彈力帶，並拉到大腿處。
2. 往下蹲到深蹲一半的高度（膝蓋大約彎曲45度）。
3. 維持這個姿勢往側面踏步，彈力帶會在此刻繃緊，鍛鍊到踏出去那隻腳的外展肌，而在你慢慢抬起後腳往側面踏步，回到深蹲姿勢時，另一隻腳同樣要出力抵抗彈力帶，進而在那隻腳上用離心收縮鍛鍊其外展肌。
4. 朝一個方向踏出指定的步數，然後重複剛剛的動作來回到起始位置，這次改用另一隻腳帶動。

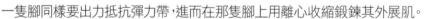

**應有感受：**就像一隻螃蟹側身行走，在一組鍛鍊中，股四頭肌和臀肌都要維持一定的肌張力。

**額外的建議：**鍛鍊至精通後，你可以加入二頭彎舉（Bicep Curl），達到一石二鳥的功效：同時為了跑步強化雙腿，以及讓手臂變壯。

**器材（如有需要）：**一條強度和長度都適當的彈力帶。

**目標部位：**主要是外展肌和股四頭肌，但整個下肢都會鍛鍊到。

⚠ **安全建議／注意事項：**讓旁人知道你正在訓練，不然他可能會覺得你很怪。

## 髖部和臀肌

髖部和臀肌組成了上、下半身的鉸鏈，這兩個部位對於跑步技術、速度、力量和耐力至關重要，髖部的肌肉和臀肌幾乎完全控制著膝蓋，同時為身體的姿勢和往前的動作勤勉不懈地運作，請盡量照顧這兩處關鍵部位，想知道要怎麼做的話，還請繼續看下去。

# 蛤蜊式

初級：兩隻腳每天各做兩組，一組15次
中級：兩隻腳每天各做四組，一組20次
高級：每天鍛鍊的次數無限制

蛤蜊式是以皮拉提斯為基礎的鍛鍊，如果做法正確，就能鍛鍊到小的臀肌，進而在跑步時幫忙控制好膝蓋。

### 技術／操作說明

1. 側躺在地，最好是躺在運動墊或其他堅實卻不堅硬的地面，膝蓋彎曲，讓腳底與背部呈一直線，貼在地上的那隻手的手肘彎曲，這樣就能用手撐著頭，另一隻手可以往前撐著地面，以保持平衡。
2. 雙腳併攏，上方的膝蓋往上抬起，同時髖部維持在正位，努力對抗髖部想往後轉，以得到更多活動的衝動；最好是嚴格地鍛鍊，動作盡可能精簡。
3. 翻身到另一側，改鍛鍊另一隻腳。

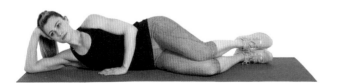

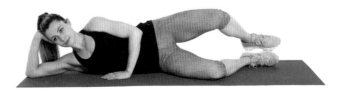

變化：

1. 為了提升難度，起始姿勢同樣是膝蓋彎曲、腳跟併攏，然後把兩隻腳一起抬高。

2. 遵照前述的蛤蜊式把上方的腳往上張開（雙腳維持併攏）。

3. 下方的膝蓋往上去觸碰上方的膝蓋。

4. 下方那隻腳再次放下，但不能碰到地板。

5. 上方那隻腳往下，與下方那隻腳併攏，然後兩隻腳再次降到地面。

6. 重複做完指定次數，翻身到另一側，鍛鍊另一隻腳。

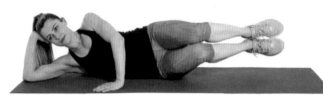

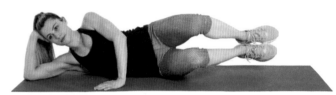

**應有感受：** 重複進行幾次後，你會感覺小的臀肌受到了激烈的鍛鍊，努力克服不適，直到做完指定重複次數。

**額外的建議：** 你想做幾次就做幾次——越多越好，你的膝蓋將永遠感激你，蛤蜊式與下一頁的髖部外展鍛鍊不同，其過程針對髖部旋轉的部分多過單純的外展，但這兩項鍛鍊一起操作，能為膝蓋掌控帶來最棒的效果。

**器材（如有需要）：** 運動墊。

**目標部位：** 臀中肌和臀小肌。

⚠ **安全建議／注意事項：** 深層的灼痛可能是缺血性疼痛，代表流向肌肉的血液減少了，這時休息幾秒就能好轉，可以繼續鍛鍊。

# 髖部外展

初級：兩隻腳每天各做兩組，一組15次
中級：兩隻腳每天各做三組，一組20次
高級：兩隻腳每天各做四組，一組20次

　　膝蓋是由髖部周圍的肌肉所控制，這項鍛鍊是膝蓋疼痛的第一道防線，因為它能減少膝蓋周圍多餘的運動，減輕腳踝的壓力，讓你以更快的速度跑得更久。

### 技術／操作說明：

1. 側躺在地，最好是躺在運動墊或其他堅實卻不堅硬的地面，彎曲貼地那隻腳的膝蓋來增加平衡，確保髖部側面有往上對著天花板。
2. 抬起上面那隻腳，就像張開剪刀那樣，大約呈45度角，然後慢慢放下。
3. 在兩腳快要碰到前再次抬起上面那隻腳，讓側面的臀肌持續收縮。
4. 重複做完指定次數，翻身到另一側，鍛鍊另一隻腳。

**應有感受：**這項鍛鍊應該會讓你在髖部外側後方開始感到燒灼，然後蔓延到臀肌的最外側，如果你覺得燒灼感是出現在髖部前方，那就代表你的姿勢已經跑掉了，變成在鍛鍊髖屈肌，把髖部重新擺正，側面再次指向天花板，並在鍛鍊過程中集中注意力，維持髖部的位置。

**器材（如有需要）：**運動墊。

**目標部位：**臀小肌和臀中肌。

**⚠ 安全建議／注意事項：**如果你的髖部外側開始有持續性的灼痛感，這可能是缺血性疼痛（血流缺少），這只需要休息幾秒鐘，然後繼續進行，如果燒灼感持續存在，那可能只是肌肉感到疲勞。做得好，你很努力鍛鍊！

## 臀肌伸展

初級：兩側臀肌每天各伸展兩組，一組30秒
中級：兩側臀肌每天各伸展三組，一組45秒
高級：兩側臀肌每天各伸展三組，一組60秒

　　你整天坐著的接觸面就是臀肌，你越常坐著，臀肌就會變得越長、越沒力、越遲鈍。如果你想成為更快、更不容易受傷的跑者，那麼臀肌活化鍛鍊（請見第 70 頁）和這個伸展運動應該要是你訓練中最重要的兩個要素。

　　這是因為懶惰、過度伸展和無力的臀肌肯定會讓你跑得很慢，為大腿後肌帶來許多額外的負擔，害得其他一連串肌肉超出負荷，當我們伸展臀肌時，不是因為我們坐著的姿態拉長了臀肌，而是我們繃緊及拉長了所有錯的部位，這個情況需要的是平衡，所以按照說明操作，你就能得到回報。

### 技術／操作說明：

1. 仰躺在地上，最好是躺在運動墊或其他堅實卻不堅硬的地面。
2. 抬起你想伸展的那隻腳，用同側手撐住膝蓋，對側手抓住腳踝，把膝蓋和腳往自己拉近。
3. 你應該能用盡可能最小的角度把小腿拉向頭部，膝蓋和腳之間的角度越大，你的臀肌就越不靈活。
4. 現在你已經以這個姿勢伸展過了，試著讓膝蓋的位置更往內側移動，看伸展的感覺會不會改變位置或強度。
5. 繼續移動，然後在新的位置維持伸展，直到你感覺所有肌肉都有鍛鍊到為止。
6. 重複做完指定組數。

變化：你也能在坐著時操作：可以在工作時坐在椅子上進行同樣的伸展。

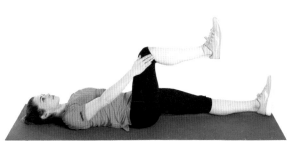 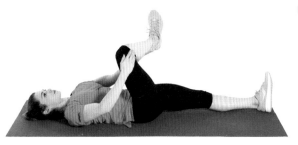

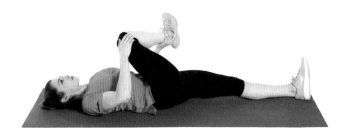

**應有感受**：伸展感覺會很強烈，而且非常局部，停頓和移動、再度停頓和移動，這是最貼切的描述，持續找到幅度最大的伸展處，並至少停留 30 秒，你每天都會在不同的伸展位置感受到不同程度的伸展強度，重要的是要持續找出最緊繃的位置並努力伸展，短短幾週後，臀肌就能達到良好的狀態，但務必確保你有同時強化肌力，因為我們對肌力的需求跟柔軟度同等重要。

**額外的建議**：臀肌是主要的髖伸肌，所以是推動你往前最強壯的肌肉，如果臀肌的功效不佳，大腿後肌就會接手、繃緊，很可能還會有背痛的情況。

**器材（如有需要）**：運動墊，如果你要做變化版本，那就需要一張椅子。

**目標部位**：臀大肌、臀中肌、臀小肌和梨狀肌。

⚠ **安全建議／注意事項**：如果你每次做這項伸展時都伸展同樣的部位，那你對跑步表現所造成的傷害就跟根本不伸展一樣多，這就是為何我討厭所有人照著做的標準伸展動作，因為那只會讓你一直用同樣的姿勢伸展，只拉長一條肌肉，其他肌肉則繼續繃緊，造成失衡。

# 臀肌活化

初級：兩腳各做三組，一組5次
中級：兩腳各做五組，一組5次
高級：兩腳各做五組，一組10次

　　臀肌在使髖部伸展方面通常都表現得很差，在我們坐著的時間裡變得懶惰和過度伸展，這項鍛鍊能讓臀肌燃燒起來，並永遠改變那些肌肉，沒錯，你必須想像你正用腳底托著一整個托盤的香檳，還要保持平衡，不讓任何東西灑出來。

**技術／操作說明：**

1. 趴在堅實的地面上，你可能會想用運動墊，然後把一腳的膝蓋彎成 90 度。
2. 確保你的腳底是平的，想像你要用腳底撐著一個托盤的香檳，並保持平衡。
3. 現在把腿抬高約 5 公分，然後慢慢放下，想像的香檳一滴也不能灑出來。
4. 重複做完指定次數，然後換腳進行。

**應有感受：**你的臀肌應該會感覺到立即的活化，變成主要的髖伸肌，藉由把膝蓋彎成 90 度，你會使大腿後肌縮短許多，變得難以接替臀肌的工作。

**額外的建議：**一旦臀肌正確活化，你可能會開始注意到在臀肌變得疲勞後，大腿後肌會再次接手，所以務必把這項鍛鍊納入你每週的主要鍛鍊菜單，維持臀肌活化，並隨著訓練的增加而加強。

**器材（如有需要）：**運動墊，你並不需要一整個托盤的香檳——我隨口說說的……

**目標部位：**臀大肌。

⚠️ **安全建議／注意事項：** 並不是真的有一整個托盤的香檳，所以你不會受傷的。

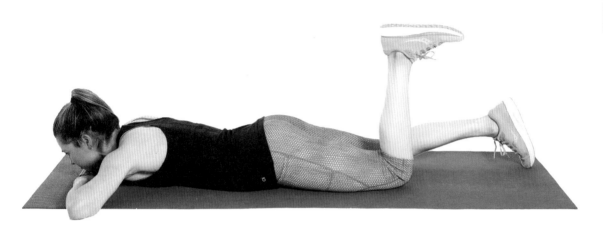

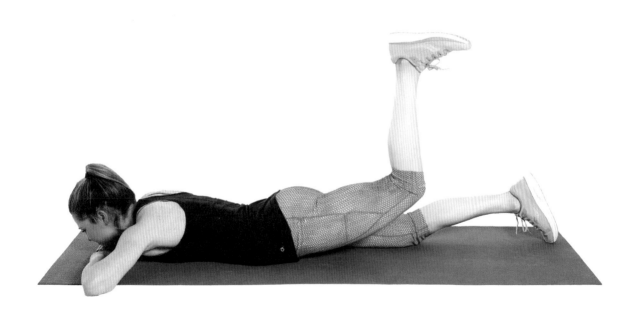

# 梨狀肌數字4伸展

初級：做三組，一組5次，維持3秒
中級：做四組，一組10次，維持5秒
高級：做四組，一組15次，維持10秒

　　梨狀肌症候群是潛在的惡夢，臀部肌肉的位置非常靠近坐骨神經，導致臀肌繃緊時，會引發坐骨神經痛的所有症狀，迫使人們服用止痛藥、接受磁振造影檢查，如果長久下來都未得到診斷，梨狀肌症候群可能會很難治好，尤其是對其坐骨神經穿越了梨狀肌，而不是從下方繞過的 10% 的人來說。但不用害怕，這項鍛鍊搭配針對臀肌和梨狀肌的伸展，你就能讓自己痊癒。

**技術／操作說明：**

1. 趴在地上，額頭靠在手背上。
2. 一隻腳疊在另一隻腳的膝蓋後方，擺出數字「4」的形狀。
3. 試著在髖部不離地的情況下把彎曲的膝蓋抬起。
4. 把膝蓋慢慢抬高，並試著掌控降回原地的過程，完成
   指定次數後換腳進行。

**應有感受：**很困難，你可能會覺得膝蓋根本沒離開地板，別擔心，一開始光是有動起來的意圖就夠了。

**額外的建議：**這項鍛鍊的關鍵是只有梨狀肌在運作，而不是整個臀肌、下背部、骨盆等等，所以髖部請不要離地。

**器材（如有需要）：**無。

**目標部位：**梨狀肌。

⚠ **安全建議／注意事項：**在進行這項鍛鍊時盡量不要把背抬高太多，這樣會將髖屈肌排除在外，腰椎也會伸展開，使整個動作更難做到。

# 梨狀肌的腳跟擠壓

初級：做三組，一組5次，維持3秒
中級：做四組，一組10次，維持5秒
高級：做四組，一組15次，維持10秒

你現在已經了解梨狀肌症候群有時可能是一場災難了，而這個梨狀肌的腳跟擠壓鍛鍊，加上臀肌和梨狀肌的妥善伸展，有助於避免梨狀肌症候群發作，若你有該症候群，也能提升恢復的速度。

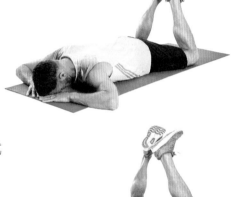

**技術／操作說明：**

1. 趴在地板上。
2. 雙膝彎曲，把雙腳併攏，雙腿往外張開。
3. 試著在髖部不離地的情況下把兩邊的膝蓋抬起。
4. 雙膝慢慢抬高，試著降回原地，並完成指定次數。

**應有感受：**這項鍛鍊感覺不應該像是你在做某種形式的背部伸展，你的上半身要放鬆，從臀肌開始發力，並有意識地把臀肌平均抬高。

**額外的建議：**與前一項鍛鍊相同，這裡的關鍵也是只有梨狀肌在運作，而不是整個臀肌、下背部、骨盆等等，進行這項鍛鍊時，對腳的內側更用力擠壓，使梨狀肌的發力超過其他臀肌。

**器材（如有需要）：**無。

**目標部位：**梨狀肌。

⚠ **安全建議／注意事項：**這項鍛鍊看起來很奇怪，建議盡量別被人發現你在辦公室做這個運動。

## 單腳深蹲

初級：迷你深蹲──兩腳每天各做3組，一組25次
中級：半深蹲到完整深蹲──兩腳每天各做4組，一組25次
高級：完整深蹲──兩腳每天各做六6組，一組25次

　　單腳深蹲是到目前為止最棒的跑者鍛鍊，是一切的根基，從腳踝和腳的平衡、膝部的肌力和姿勢，到髖部的肌力和控制，外加一些對核心的鍛鍊。

**技術／操作說明：**

1. 站在一面全身鏡前。
2. 兩手放在髖部／骨盆前方（身體前方突出於腰帶高度處的骨頭），這樣你就能在蹲下時注意髖部不要往下移動，兩側也能維持水平。
3. 先把一隻腳往後勾起，膝蓋彎曲，只用一隻腳保持平衡。
4. 站立腳腿稍微彎曲，身體往下蹲，同時觀察膝蓋，確保你只蹲到膝蓋尚能維持在中線上，以及保持在中腳趾上方的程度，還要確保膝蓋不要彎曲到超過大腳趾，當膝蓋開始往內偏移，就能起身，最多只往下蹲到這個高度，這樣就能維持控制。

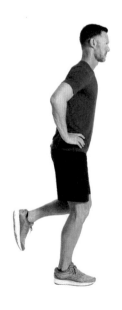 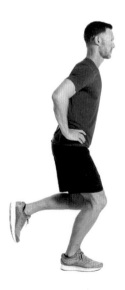

5. 這項鍛鍊的重點在於只蹲你能保持控制的深度，就能在進一步蹲低前於該範圍內增加肌力，可以每週都試著增加深蹲的深度。

6. 重複做完指定次數。

**應有感受：**這項鍛鍊感覺應該像是結合了平衡元素的深蹲，深蹲的部分是為了強化平衡，這能在跑步過程中使用的動力鏈（Kinetic Chain）發揮效果，透過髖部的肌肉建立對膝蓋的掌控，並提升腳和腳踝的平衡。

**器材（如有需要）：**全身鏡。

⚠ **安全建議／注意事項：**不要因為蹲得太低而失去控制，這樣只會促成錯誤的動作模式，害你的生物力學變得更糟。

開始進行單腳深蹲時需要聚精會神，重點在於膝蓋的位置，
以及防止膝蓋在你往下蹲時偏向內側，
務必不時檢查髖部和平衡等等。

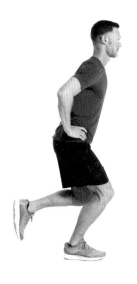 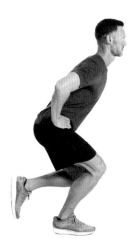

# 雙腳深蹲

初級：做三組，一組15次
中級：做四組，一組20次
高級：在負重的情況下做四組，一組25次

深蹲（稱為「雙腳深蹲」只是為了與單腳深蹲和其他種類的深蹲做區別）是一種很棒的腿部肌力鍛鍊，該動作大部分是由臀肌和股四頭肌所控制，而依我看來，把深蹲納入你的鍛鍊菜單中，無疑會讓你成為更厲害的跑者。

**技術／操作說明：**

1. 雙腳打開與肩同寬，如果符合你膝蓋自然的移動軌跡，那麼腳尖可以稍微往外張開。
2. 往下蹲，兩隻手往前水平伸出，當你這麼做時，可以想像你是坐在一個座位上，而不是讓臀部盡可能蹲低，因為那會限制你能前傾的幅度，身體盡量保持挺直，不過你需要稍微往前傾來保持平衡。
3. 當你往下蹲時，雙膝都不能超過腳尖，而且不應該靠得更近或是張得更開，請試著讓膝蓋對齊中腳趾。
4. 重複做完指定次數。

**應有感受：**就像你正坐在一張想像的椅子上，透過臀肌和股四頭肌來控制動作，在你多做幾次深蹲後，你的股四頭肌很容易就會有深層的燒灼感。

**器材（如有需要）：**有面鏡子會很有幫助，當你晉升到中級和高級鍛鍊時，加上啞鈴（或背一個很重的背包）會是個好主意。

**目標部位：**整個股四頭肌和臀肌。

**你知道嗎？**股四頭肌共有四塊肌肉（正如其名），中間的肌肉是股直肌，股四頭肌外側的肌肉是股外側肌，內側的肌肉是股內側肌，第四塊肌肉位於股內側肌和股直肌下方，稱作股中間肌，這些肌肉匯聚到一條肌腱上，包住整個膝蓋骨（髕骨），然後附著在脛骨頂端。

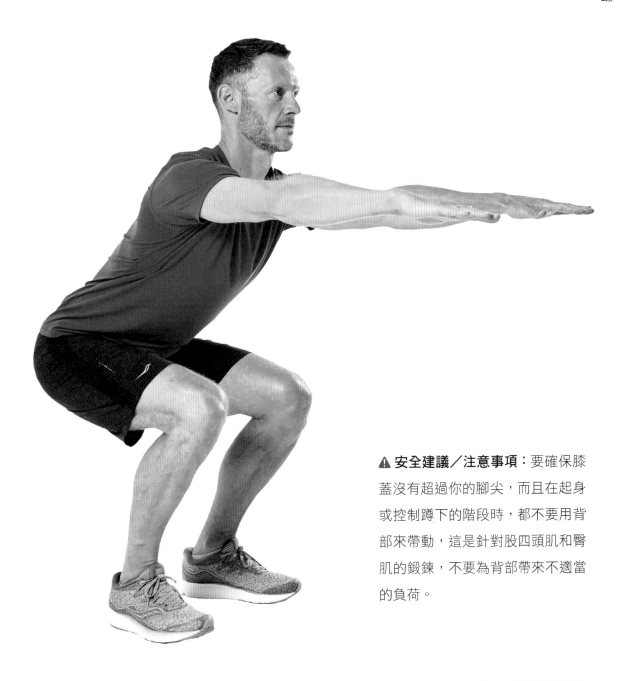

⚠ **安全建議／注意事項：**要確保膝蓋沒有超過你的腳尖，而且在起身或控制蹲下的階段時，都不要用背部來帶動，這是針對股四頭肌和臀肌的鍛鍊，不要為背部帶來不適當的負荷。

## 核心肌群

核心肌群是什麼？有太多人認為核心肌群就是六塊腹肌，但核心肌群正如其名：圍繞並支撐著腰椎的中央核心深層肌肉。

想鍛鍊核心肌群，只做幾個仰臥起坐或平板支撐是沒有用的，你得先確保你活化了整個核心肌群，這些鍛鍊才會有效果，想知道怎麼做嗎？請繼續看下去。

# 腹橫肌活化與三種重要的變化型態

初級：做兩組，一組10次
中級：做三組，一組15次
高級：做四組，一組25次

核心的活化主要來自學習如何活化腹橫肌，要找到你的核心有三個步驟，而一旦你真正活化了核心，鍛鍊還會出現許多變化型態，這個方法跟你在進行核心測試時不一樣（請見第 68 至 69 頁），不需要用到手臂式血壓計。

**技術／操作說明：**

想找到你的核心，只要遵照三個步驟。

1. 仰躺，膝蓋彎曲，就像仰臥起坐的基本起始姿勢，手放在骨盆突起的兩塊小骨頭上，大概在肚臍下方 5 公分處，位在腹部兩側。

2. 手指往下滑動幾公分，往內滑動同樣的距離，稍微咳一下，看手指觸碰位置的肌肉有沒有跳動，如果沒有，請試著找到正確的位置。

3. 現在你需要活化核心，你可以按照這三個簡單的步驟來做到，當三個步驟同時發生，你就達到了核心活化：

    I. 想像你在上廁所時突然憋住，你會感覺下腹部的肌肉變得緊繃。

    II. 用腹部肌肉縮起肚子，把肚臍拉向脊柱，而不是靠憋氣的方式，你可以試著維持一分鐘來檢查，看你是否需要突然吸氣，或是嘗試在過程中講話發聲。

    III. 把下背部輕輕地壓向地板。

變化一：維持核心發力，同時一次把一條腿往側面放倒，慢慢地返回，核心繼續維持住，並重複做完指定次數。

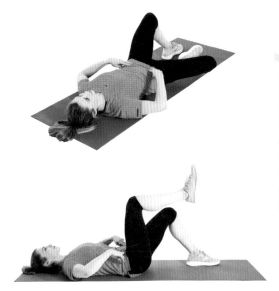

變化二：把兩條腿交替抬高，在過程中維持膝蓋彎曲的角度、保持核心發力，尤其是在腿從往上變成往下之際，還有放回地上的那一刻（多數人失去控制的兩個時刻），並重複做完指定次數。

變化三：一旦你精通了變化一跟二，可以把雙腳的落點往下滑離臀肌，然後重複進行鍛鍊，每次都增加這個距離，並重複做完指定次數，這會變得越來越難。

**應有感受：**你應該會感覺下脊柱周圍的肌肉緊繃又強壯，但你應該也能輕鬆地呼吸並進行對話，如果做不到，那你只是吸了氣並憋氣，然後用橫膈膜鎖住核心而已，這恐怕沒有幫助，重新來過，再試一次吧。

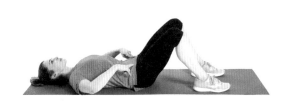

**器材（如有需要）：**不需要任何器材，不過手臂式血壓計能讓你評估你的表現，詳細測試過程請見第 68 至 69 頁。

**目標部位：**腹橫肌、腹直肌、多裂肌、胸腰筋膜和腹內斜肌（Internal Obliques）。

⚠ **安全建議／注意事項：**請確保你每次都正確地操作，如果無法百分之百正確，那就代表你向核心傳達了錯誤的訊息，就幾乎不可能有所進步。

# 橋式

初級：做兩組，一組維持15秒
中級：做三組，一組維持20秒，兩隻腳交替抬起
高級：做三組，一組維持40秒，兩隻腳交替抬起

橋式是以核心為基礎的絕妙鍛鍊，會利用深層核心肌肉、臀肌和下肢的等長運動，這是增進跑步能力非常棒的方式，考量到橋式非常容易執行，它真的能帶來許多益處。

**技術／操作說明：**

1. 仰躺在堅實的表面上，可以是運動墊，膝蓋彎曲，雙腳平放在地面。
2. 抬起髖部，讓髖部跟膝蓋與肩膀呈一直線，確保髖部不要往下垂，並重複做完指定次數。

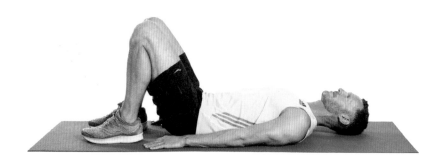

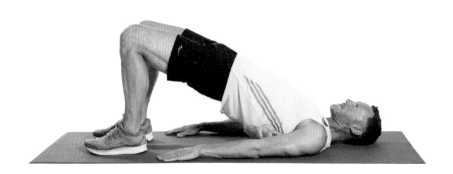

變化：在你熟練之後，開始一次抬高一隻腳，讓髖部依舊與肩膀呈一直線，但膝蓋抬高超過髖部，最終你也許能伸直整隻腳。（請見第 66 至 67 頁的單腳橋式）

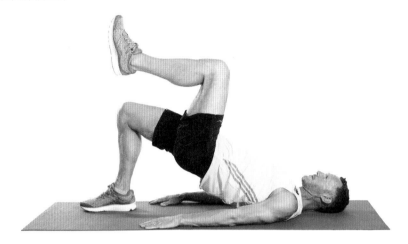

**應有感受**：你會感覺臀肌和腹部肌肉非常疲累，但你不能放棄，把髖部維持在應有的高度，並與肩膀和膝蓋呈一直線。

**額外的建議**：橋式有幾種變化，但一般來說，手臂擺放位置越接近身體，會讓鍛鍊變得更困難，努力完成這些訓練階段，直到你能在抬腿的同時把雙手交叉於胸前，當你能做到這個動作，你的狀態就會變得很棒。

**器材（如有需要）**：運動墊。

**目標部位**：臀肌、下背部、核心、大腿後肌。

⚠️ **安全建議／注意事項**：這項鍛鍊在手臂往兩側伸直時很簡單，但手臂靠近身體或交叉於胸前時，有可能會失去平衡。

　　沒有強而有力的核心，就很難利用其他部位擁有的肌力，
　　　所以在發展腿和手臂的肌力之前先強化你的核心，
　　　　這樣你就能更快得到能發揮功效的成果。

## 背部伸展

初級：做三組，一組25次
中級：做四組，一組25次
高級：做四組，一組50次

　　背部伸展是在趴著時把頭和肩膀從地面抬起來的過程，這能鍛鍊下背部，這個伸展有很多名稱，包括背側抬升和麥肯基氏伸展（McKenzie Extension）。

### 技術／操作說明：

1. 趴在堅硬的表面上，可以是運動墊，臉朝下，雙手放在身體兩側，雙腳放鬆，這項鍛鍊不會用到雙腳。
2. 把頭跟肩膀從地板上抬起，但在抬起時，請專心看著地板來維持頸部的穩定，並且不要同時抬起雙腳。
3. 頭跟肩膀慢慢降低，並重複做完指定次數。

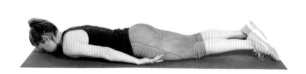
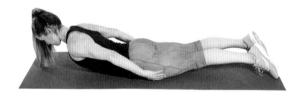

變化：隨著你逐漸進步，你可以把手臂擺到不同位置來增加困難度，手放在頭上或往兩側伸展成十字會增加阻力，是最困難的姿勢。

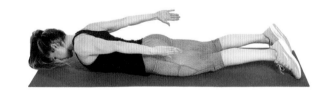

你也可以在抗力球上進行來增加實用性，兩腳先打開，但兩腳的距離越近，難度就會越高，抗力球需要充飽氣，這樣你就不會陷進球裡，球要靠在下肋骨或腹部處，你才能進行妥善的背部伸展。

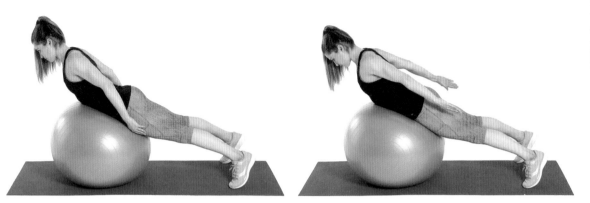

**應有感受：**你應該會感覺下背部的肌肉有好好地鍛鍊一番，盡量不要過度使用大腿後肌，因為它會分擔出力，這會造成反效果。

**器材（如有需要）：**運動墊。

**目標部位：**腰椎和臀肌。

**你知道嗎？**背部伸展是我還是一位年輕的運動員時第一個學到的鍛鍊，我到現在還是會操作，用來保護跟強化我的下背部。

⚠ **安全建議／注意事項：**我能給你的最重要的安全建議是——你一定要做這項鍛鍊，否則你會更容易受傷。

鍛鍊下背部時別忘了核心肌群也要出力，
核心與背部需要學會團結合作。

## 半仰臥起坐

初級：做兩組，一組15次
中級：做三組，一組25次
高級：做四組，一組50次

　　仰臥起坐是最早的腹部鍛鍊，數十年來一直是所有核心鍛鍊的根基，只是做仰臥起坐的侷限性眾所周知，但在我們的訓練計畫中，仰臥起坐仍有一席之地。

### 技術／操作說明：

1. 仰躺在運動墊上，膝蓋彎曲，雙腳平放在地面（不需要用東西壓住腳，或是找人按住，那樣只會變成差勁的髖屈肌鍛鍊），然後把手放在大腿上。
2. 下巴稍微往下壓，讓頭部從地板上抬起，並穩住頸部肌肉，稍微屈曲。
3. 雙手沿著大腿慢慢往上滑動至膝蓋，然後再往回滑動，重複做完指定次數。
4. 手指輕觸耳朵來增加困難度，這樣你就有手臂的額外重量要舉起，努力維持相同的活動範圍。

**應有感受：**剛開始時，感覺應該還能應付，但這取決於你的核心肌力，在做過幾次仰臥起坐後，你會感覺腹部肌肉開始有深層的燒灼感。

**額外的建議：**這項鍛鍊較為不受歡迎，因為它只能鍛鍊腹直肌——也就是六塊肌的線條，更糟的是，它無法發揮腹直肌的功能，也無法使其與下背部和核心肌群的其他部分一起運作，但是當仰臥起坐納入一系列以核心為基礎的活動時，它會成為很不錯的輔助，因為它確實能在獨立的情況下使肌肉達到超負荷，不過千萬別把仰臥起坐當作你唯一的核心鍛鍊。

器材（如有需要）：運動墊。

目標部位：腹直肌。

⚠️ **安全建議／注意事項**：我只想重申，在下背部缺乏肌力或核心肌群缺乏功能性的情況下做這項鍛鍊，將可能導致災難，你的屈肌絕對會過度疲勞，在極端情況下，這可能會讓下背部變得脆弱，造成駝背。

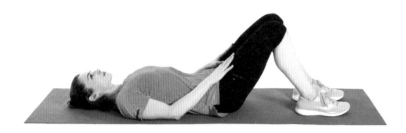

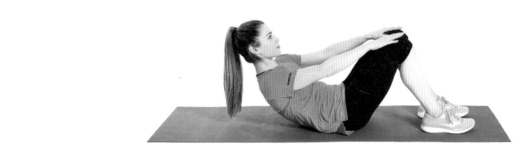

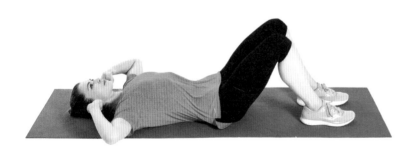

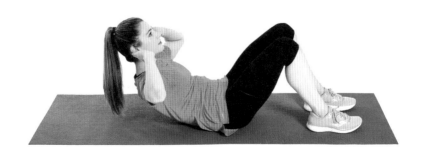

## 抗力球捲腹

初級：做兩組，一組10次
中級：做三組，一組20次
高級：做四組，一組30次

　　基本的仰臥起坐無法帶來功能性的益處，也沒辦法共同活化核心和周圍的肌肉，不過，在同樣的訓練中於肩膀下放一顆抗力球，就會變成令人難以置信的鍛鍊。

### 技術／操作說明：

1. 用肩胛骨的位置躺在一顆抗力球上方，然後讓肩膀、髖部和膝蓋保持一直線，膝蓋呈 90 度彎曲，雙腳與肩同寬，穩穩地踩在地板上。
2. 手臂交叉於胸前，然後做捲腹，同時髖部要和膝蓋與肩膀維持等高。
3. 再次慢慢地往後躺，維持住對骨盆的控制，並重複做完指定次數。

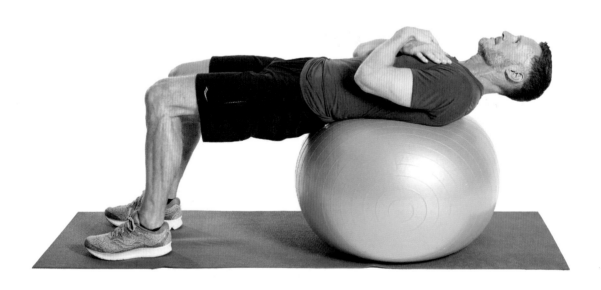

**應有感受**：類似基本的仰臥起坐，這項鍛錬會讓腹部肌肉開始燃燒，但你也會感覺到臀肌、大腿後肌、小腿後肌和髖屈肌都跟下背部一起發力，感覺的差異很明顯：你正在同時鍛錬許多肌群。

**額外的建議**：平衡會是一個問題，可以在經驗還不多時先把雙腳張得比較開，等肌力變強後再讓雙腳靠近一些。

**器材（如有需要）**：抗力球。

**目標部位**：腹直肌、腹斜肌、臀肌、大腿後肌、下背部、髖屈肌和小腿後肌。

⚠️**安全建議／注意事項**：小心別摔下去。

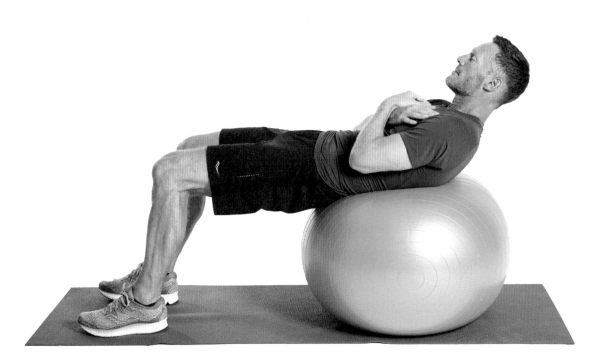

# 抗力球前滾

初級：做兩組，一組10次
中級：做三組，一組15次
高級：做三組，一組20次

　　對我來説，這是終極的核心鍛鍊，它囊括了許多層面，而且很難做得正確，我認為這是一項高級鍛鍊，但有許多人認為這很簡單——對他們來説或許是如此，但他們的方法可能做錯了——正確地執行，這項鍛鍊就會變得更有意義，正面迎接挑戰吧！

### 技術／操作說明：

1. 採四足跪姿，把手跟前臂斜斜地靠在抗力球上，你的前臂會稍微往上，但你能控制住抗力球，並施以往下的壓力。

2. 用手臂推動抗力球往前移動，然後慢慢讓髖部往下降，在過程中你需要能百分之百控制你的動作，核心要發力，當你能完全伸展時，身體不要低於從頭部到臀部，再到膝蓋後方所連成的一直線，接著往後回到起點（如果你完全往前伸展，回到起點會是最難的部分）。

3. 如果手跟前臂的位置正確，你在把球往前滾動時是不會超出球面的，必要時請進行調整，才能做出完整的動作。

**應有感受：**這項鍛鍊非常困難，緩慢下降的過程感覺應該要能控制、維持平衡——在下降的過程中，困難之處在於一次控制住好幾組肌肉——然後在你為了縮小膝蓋和軀幹之間的距離而讓肌肉收縮時，回到原點的過程應該會非常辛苦。

**器材（如有需要）：**抗力球。

**目標部位：**下背部伸肌、深層核心、腹直肌、髖屈肌、大腿後肌，還有肩膀、頸部和上背部的所有穩定肌。

⚠ **安全建議／注意事項：** 不要操之過急，這項鍛鍊很難完全做正確，所以我建議你先從做到半次伸展開始。

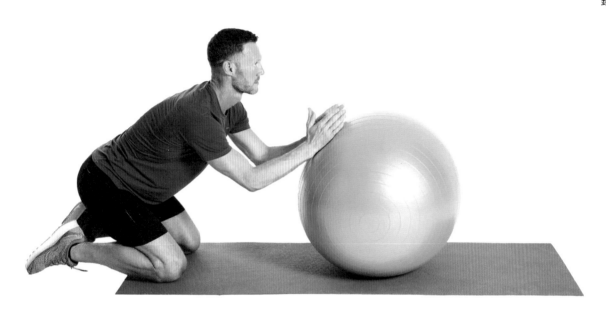

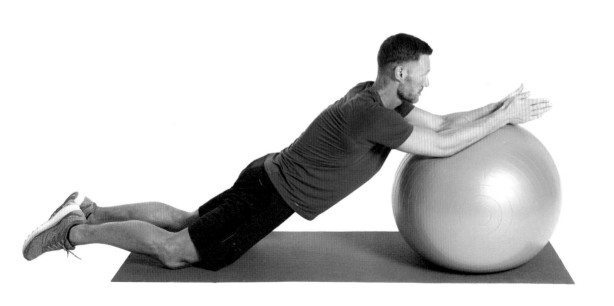

## 平板支撐

初級：做一組，一組維持30秒
中級：做三組，一組維持30秒
高級：做三組，一組維持60秒

　　平板支撐是核心力量和疼痛耐受度的終極考驗，鍛鍊的概念是維持穩固的低伏地挺身姿勢，身體完全挺直，利用核心肌群來防止多餘的身體動作。

**技術／操作說明：**

1. 先在運動墊上採取四足跪姿，然後改用手肘和腳尖撐地，調整姿勢，讓背部和雙腿呈一直線。
2. 維持這個只靠腳趾和前臂支撐的姿勢，完成指定的時間和組數。

**應有感受：**對我來說每次都很痛苦，深層核心肌群很快就會開始向大腦抗議，但最重要的是堅持不懈，如果你已經無法維持姿勢，那就稍微休息並再次嘗試。

**額外的建議／訣竅／你知道嗎？**你可以用伏地挺身的姿勢或是手肘來做平板支撐，前者的動作更進階，姿勢一定要一直維持住，當髖部往下垂，就代表該停下來了；不要以錯誤的方式鍛鍊。

**器材（如有需要）：**運動墊。

**目標部位：**幾乎全身的肌肉都鍛鍊到了，但目標是深層核心肌群、像是腹直肌、多裂肌、腹橫肌和背部的伸肌。

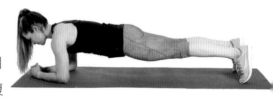

**⚠ 安全建議／注意事項：**能確實執行一小段時間的鍛鍊，效果是花很多時間又做不好的鍛鍊的兩倍，請檢查你的姿勢是否正確。

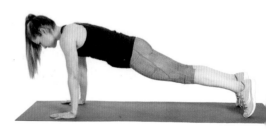

# 側平板支撐

初級：左右各做一組，一組維持20秒

中級：左右各做兩組，一組維持30秒

高級：左右各做三組，一組維持60秒

　　一樣是平板支撐，但是要側著身，由位在下方的手跟腳來支撐，這個姿勢會搖搖晃晃的，但會以有別於其他鍛鍊的方式考驗著核心和身體側面的屈肌。

**技術／操作說明：**

1. 側躺在運動墊上，然後用手肘把身體撐起來。

2. 抬起骨盆，讓肩膀和腳從上到下呈一條斜線。

3. 維持指定的時間，然後放鬆，再換另一側進行，重複做完指定組數。

**應有感受：**就像是平衡動作與一種體操技藝的混合體，你要用手或手肘跟腳來保持平衡，負擔主要集中在下背部側面。

**器材（如有需要）：**運動墊。

**目標部位：**腰方肌、腹內和腹外斜肌、深層核心及髖外展肌。

⚠**安全建議／注意事項：**務必使用墊子之類的，不然你的手肘會很痛。

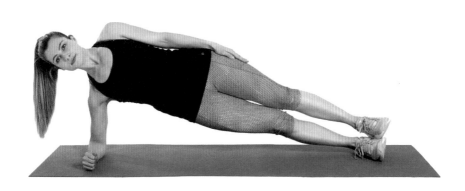

# 抗力球平板支撐

初級：做兩組，一組維持20秒
中級：做三組，一組維持30秒
高級：做三組，一組維持45秒

基本上是平板支撐，不過是在抗力球上進行，多了橫向的不穩定性使這項鍛鍊更難正確地執行，但考量到你要撐起的角度比較小，而且手肘是靠在一顆柔軟的充氣球上，所以感覺會更舒適。

**技術／操作說明：**

1. 擺出平板支撐的姿勢（請見第196頁），手肘靠在抗力球，而不是地板上。
2. 雙腳逐漸往內併攏，直到你開始往橫向搖晃。
3. 確保你從頭到腳都呈一直線，同時髖部要維持在同一個高度。

**應有感受：**你應該會感覺到身體會向四面八方搖晃，而且為了維持穩定所花的力氣會跟維持平板支撐姿勢一樣多。

**器材（如有需要）：**抗力球。

**目標部位：**幾乎所有肌肉都會用到，但目標是核心肌群、外展肌、腰椎的屈肌、臀肌和肩膀的肌肉（尤其是掌控平衡和控制肩膀的旋轉肌袖）。

**你知道嗎？**像這樣的鍛鍊，平衡對於中樞神經系統的鍛鍊強度就如同局部肌肉受到的考驗一樣，新的神經連結的益處會為你和你的跑步能力帶來許多進步，所以請咬緊牙關撐下去。

⚠**安全建議／注意事項：**小心別摔下去。

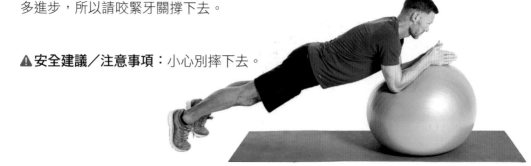

# 躺姿旋轉伸展

初級：左右各做兩次，維持30秒

中級：左右各做三次，維持45秒

高級：左右各做三次，維持1分鐘

　　我通常稱之為交叉伸展，這不僅能鍛鍊下背部，還能鍛鍊整個脊柱和伸展臀肌，這項鍛鍊沒辦法站著做，所以只能在室內或乾的草地上進行。

**技術／操作說明：**

1. 仰躺在運動墊上，雙腳伸直，雙手往兩側伸展，呈十字形。
2. 抬起一條腿，跟軀幹呈 90 度，用對側手扶住抬起並彎曲的膝蓋。
3. 把抬起的膝蓋拉到身體另一側，試著拉至地面，兩邊肩膀要平貼在地板上。維持指定時間，做完指定組數。

變化：如果沒有足夠的旋轉柔軟度，可以嘗試穿針式（請見第 122 至 123 頁）。

**應有感受：**這是一個很不錯的伸展，整個背部都能感受到，但主要是下背部和臀肌，我覺得這是伸展運動之中最棒的，我可以連續做幾個小時。

**器材（如有需要）：**運動墊。

**目標部位：**臀肌、下背部、胸椎、上背部和肩膀。

⚠️ **安全建議／注意事項：**這個動作本身並不安全，但做這個伸展有時候會感覺或聽到喀喀聲，這是脊柱關節內的空蝕現象（Cavitation），完全不用擔心——這是很正常的附帶結果，會讓人覺得很放鬆。

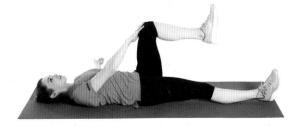 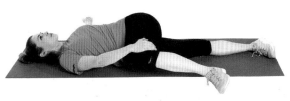

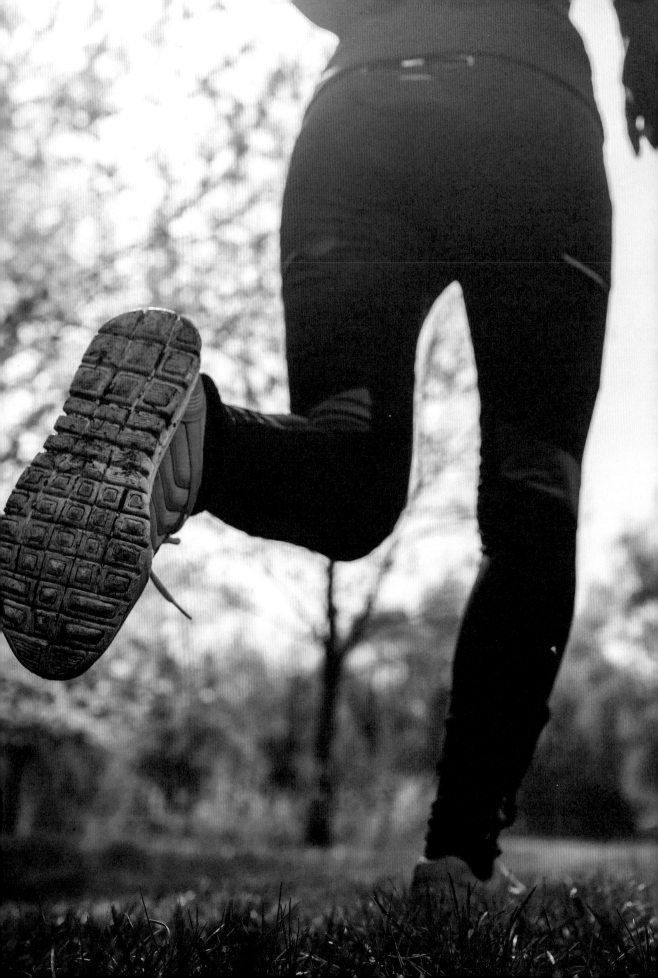

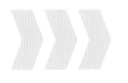

## 第十四章

# 增強肌力

肌力訓練是什麼意思？人們迷上了肌力訓練，以某種層面來説這是件好事，但如果你想進行有效的鍛鍊，並把跑步能力提升到最佳狀態，你就需要了解基本原則。

當你對肌肉施予超出其正常能力的刺激時，基於你可能會再次嘗試那個動作，肌肉會變得更強壯，而且會想要做好準備。簡單來説，你的身體會對負荷做出反應，如果那個負荷消失了，身體便會停止為額外的磨練做準備，進而開始停止訓練（Detraining），如果你的訓練類型和強度都一樣，身體只會維持在當前的水準。

所以訓練的整個過程就是要維持適當、新鮮的刺激，讓身體猜不透情況就能更強壯。只因為某人曾經發表某個方法或鍛鍊對你的股四頭肌有益就照做，如果沒加上漸進式負荷的話就沒有任何意義，出於這個原因，本書才會將鍛鍊分成初、中、高三個等級。

事實是，我不可能知道你目前的鍛鍊等級，所以在某些情況下，你得到的鍛鍊處方是很主觀的指示，你要學著突破自己，並以對自己的跑步目標效益最高的執行次數來鍛鍊。

我會在最後一章再度介紹以不同距離為目標時，想變強的最佳做法，但簡單來説，你想跑的距離越長，重複次數就要越多，組數要越少，想跑短距離的人會需要更強大的肌力，所以需要以比較少的重複次數鍛鍊更多組數。

# 多方向單腳跳

初級：做一組，一組30秒
中級：做三組，一組30秒
高級：做二至三組，一組60秒

　　一旦你精通了單腳深蹲、跳箱和許多能讓你跑得更快、復原力更強的鍛鍊，就該提升挑戰難度了，歡迎來到「多方向單腳跳」。

## 技術／操作說明：

1. 準備一些角錐（Marker），設定一個中心起點，然後在你周圍擺出一個鐘面，這樣就有了跳躍的目標。
2. 從中心點開始，先按照順序跳向每個角錐，然後往後跳回中心點，換腳再做一次。
3. 再來請朝各個方向隨機跳到各個角錐處，而不是按照順序。
4. 重複做完指定次數。

**應有感受**：除了肌肉的鍛鍊，單腳跳的過程應該是有趣又不會疼痛的，每次跳躍都應該彎曲膝蓋、輕巧地著地，並仔細注意腳的位置。

**額外的建議**：擺動手臂以增加跳躍距離，關節保持彎曲來增加平衡、減輕應力，並使其成為對跑步的具體鍛鍊。

**器材（如有需要）**：角錐，可以是團隊運動的教練使用的塑膠錐──任何不會鋒利到會割傷人的東西都行。

**目標部位**：臀肌、股四頭肌、大腿後肌、髖屈肌、小腿後肌和幾乎所有肌肉。

⚠ **安全建議／注意事項**：我們可不想扭傷腳踝，所以請在平坦的地面上進行，並確保你每次都能面向跳躍的方向，千萬不要扭轉身體。

# 斜板上的單腳深蹲

初級：做三組，一組15次，每兩天做一次
中級：做四組，一組15次，每兩天做一次
高級：在負重的情況下做四組，一組20次，每兩天做一次

　　以腳尖在下、腳跟在上的姿勢踩在斜板上，用這個姿勢做深蹲確實有益於髕骨（膝蓋骨）肌腱、股四頭肌和腳踝的靈活度。

**技術／操作說明：**

1. 單腳站在斜板上（40度傾斜），雙手放在髖部，進行單腳深蹲。
2. 膝蓋彎曲至中腳趾上方但不要超過，運用髖部保持平衡，用放在骨盆前端的指尖來得知髖部的水平狀況。
3. 一開始先往下蹲到膝蓋還能維持在中線上的程度，然後在接下來幾週和幾個月內增加膝蓋的彎曲，讓你在能掌握的情況下蹲得更低。重複做完指定次數。

**應有感受：**你會注意到膝蓋前側的負荷更大，在深蹲過程中也會感覺股四頭肌在發力，而且疲累時有燒灼感。

**額外的建議：**這項鍛鍊有潛伏反應，所以要間隔 36 至 48 小時才能再鍛鍊，讓軟組織有時間合成膠原蛋白（請見第 37 頁）。

**器材（如有需要）：**斜板，又稱作「小腿伸展器」，你也可以拿堅硬的木頭自己切割出適合的大小，但最好不要切你家的餐桌……

**目標部位：**這項鍛鍊的目標當然是股四頭肌，再加上小腿後肌，但真正的目標其實是強化膝蓋周圍的肌腱，這是跑步經常受傷的部位。

⚠ **安全建議／注意事項：**在兩次鍛鍊之間要等待 36 至 48 小時，讓軟組織合成膠原蛋白。

## 多方向單腳跳

初級：往左右各做兩組，一組10次
中級：往左右各做三組，一組20次
高級：往左右各做三組，一組30次

　　這項鍛鍊混合了側弓箭步跟深蹲，簡單來說，你要往側面跨步、做個深蹲，站起來後往側面再跨一步，如果你在室外或一個比較大的空間，你就能在折返之前朝同一個方向持續鍛鍊，但若有需要，你也能在一個小空間鍛鍊，只需要朝左右輪流跨步就行了。

### 技術／操作說明：

1. 雙臂交疊於胸前，往側面跨出一步，然後做深蹲，注意深蹲的規則：膝蓋始終維持在中腳趾上方，不能超過，髖部則保持水平。
2. 從深蹲姿勢起身後，把後腳收攏。
3. 再次用同一隻腳帶動跨步，然後流暢地深蹲。
4. 往左右兩側重複做完指定次數。

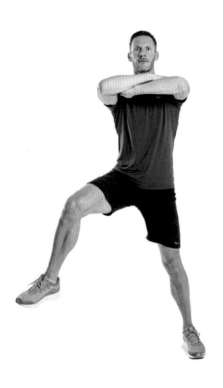 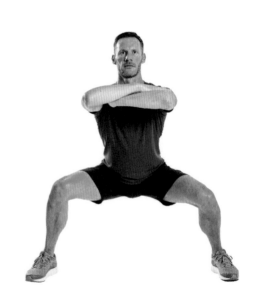

**應有感受：**這個蹲得很深的側蹲肯定能鍛鍊臀肌和股四頭肌，但你大腿內側的內收肌也會感覺到疲累，對於那些需要更多橫向移動來超越跑得比你慢的人的比賽來說，這是很棒的肌力鍛鍊。

**額外的建議：**在你掌握了這個運動的節奏後，可以在大腿上套一條彈力帶，使橫移更困難，並加強對後腳的鍛鍊，因為後腳現在要在每次橫移深蹲之間控制往內的動作。

**器材（如有需要）：**把適當強度和長度的彈力帶套在腿上會提升鍛鍊難度。

**目標部位：**外展肌、內收肌和股四頭肌。

**⚠ 安全建議／注意事項：**完全不會有問題。

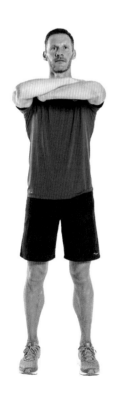

在往下蹲時要專心做好深蹲，
這樣你就不會用不標準的姿勢
做出偏離中心的深蹲，
技巧就是一切。

# 髖內收

初級：兩腳各做兩組，一組15次
中級：兩腳各做三組，一組20次
高級：兩腳各做四組，一組20次

內收指的是雙腿的併攏，我的判斷方法是內收的英文「Adduction」中的「Add」是加在一起，而外展「Abduction」的「AB」是拉開——或是分離雙腿，內收肌通常比外展肌強壯，但我們仍然需要達成平衡，所以此處的某些鍛鍊非常值得執行。

**技術／操作說明：**

1. 側躺在運動墊上，上方那隻腳的腳掌往前踩在下面那隻腳的膝蓋前方，同時下面那隻腳保持伸直。
2. 這樣你臀部後方的空間就空出來了，能讓下面那隻腳抬起內收，然後再降回地面。

**應有感受：**大腿內側的肌肉應該有感受到鍛鍊，同時身體的其他部位會覺得有受到妥善的支撐和放鬆。

**器材（如有需要）：**運動墊。

**目標部位：**內收長肌（Adductor Longus）、內收大肌（Adductor Magnus）和內收短肌（Adductor Brevis）。

**你知道嗎？**這是一般皮拉提斯的課堂的主要鍛鍊，本章節的許多鍛鍊也是如此，如果你覺得鍛鍊動作的種類多到無法招架，可以考慮在每週行程中加入一堂皮拉提斯課，就能安全地一次完成許多鍛鍊。

不會有問題。

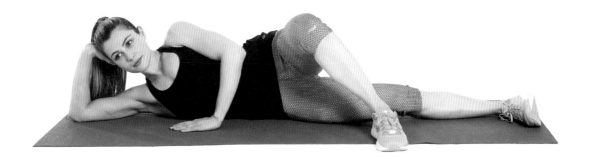

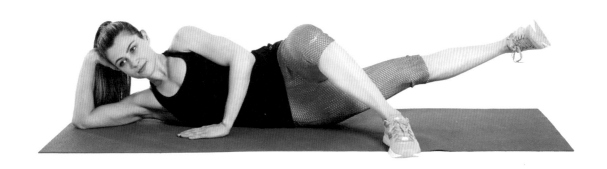

訣竅在於要維持骨盆垂直於地板，
用手撐地來穩定身體。

# 後弓箭步

初級：兩腳各做兩組，一組15次
中級：兩腳各做三組，一組15次
高級：兩腳各做四組，一組20次

後弓箭步只需要往後踏步，而不是往前，往後移動會用不同的方式鍛鍊肌肉，這就是為什麼很多技術教練喜歡要運動員倒著跑，以便強化後方肌肉群。這項鍛鍊是個很不錯的折衷辦法，幾乎不太會撞到東西或其他人。

**技術／操作說明：**

1. 從站姿開始，往後踏步，膝蓋往下接近地板。
2. 再次起身，恢復站姿。
3. 換腳進行，並重複做完指定次數。

**應有感受：**重點在後腳上，在股四頭肌承受負荷前，小腿後肌和足部要出更多力氣。

**器材（如有需要）：**無。

**目標部位：**臀肌、股四頭肌、小腿後肌和大腿後肌。

⚠ **安全建議／注意事項：**對於有足底筋膜炎或腳踝扭傷的人來說，做這項鍛鍊可能不太明智，因為這對腳和腳踝的負荷遠超過往前的弓箭步。

> 你可以把往前與往後的
> 弓箭步結合，
> 組合成一個不錯的腿部
> 迷你鍛鍊。

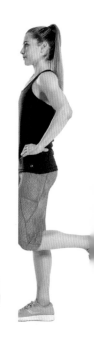

# 硬舉

初級：做兩組，一組10次
中級：做三組，一組15次
高級：做三組，一組20次

　　硬舉是一種相當經典的古老鍛鍊法，科學上還沒發現讓所有人停止硬舉的理由，而且它還對我們極度渴望提升的腿和背部的肌力有益。

**技術／操作說明：**
1. 單從站姿開始，雙腳打開與髖部同寬，膝蓋放鬆，微微彎曲，手裡抓著一個一至二公斤的壺鈴。
2. 膝蓋稍微彎曲，慢慢地往下蹲，同時背部挺直。
3. 再次站起身，並重複做完指定次數。

**應有感受：**與很難保持背部挺直，但請試著做到：你會希望背部的伸肌和臀肌都有妥善鍛鍊到。

**額外的建議：**使用壺鈴很棒，這樣你很容易就能對準雙腳之間。

**器材（如有需要）：**各式各樣的重物，可能是一個小壺鈴、一大瓶水、啞鈴或槓鈴（最為常見）。

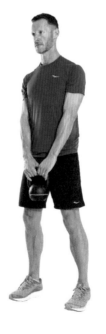
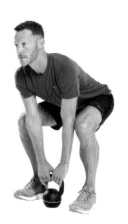

**目標部位：**硬舉除了能鍛鍊臀肌和下背部，還能好好地操練大腿後肌。

⚠ **安全建議／注意事項：**膝蓋一定要保持柔軟和稍微彎曲，不然透過下背部施加的力可能會造成傷害。

# BOSU半圓平衡球鍛鍊：深蹲與肩推

初級：做兩組，一組10次
中級：做三組，一組15至20次
高級：做四組，一組20次

　　BOSU 半圓平衡球中的「BOSU」代表雙面都能利用（Both Sides Utilised），
這種半圓平衡球有一面是平坦、不會彎曲的，另一面則是充氣的半球形，
BOSU 半圓平衡球很適合用來訓練平衡和核心，同時還能進行很棒的鍛鍊。

### 技術／操作說明：

深蹲姿：

1. 把 BOSU 半圓平衡球的圓形充氣面朝下，平坦塑膠面朝上放置。
2. 以較寬的站姿站在平坦塑膠面，確保雙腳有平均站上去，才能維持平
   衡，你也可以把手臂往前伸來幫助平衡。
3. 一旦你站穩腳步、找到平衡後，慢慢地做第一下深蹲。
4. 慢慢地起身，給自己時間適應額外的晃動。

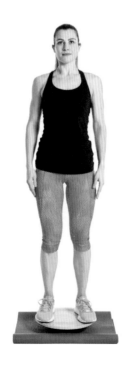
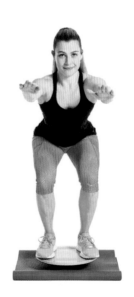

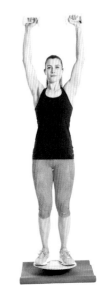
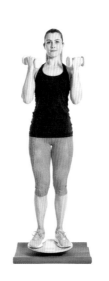

肩推姿：

一旦你能做到基本的深蹲，你就能開始嘗試其他鍛鍊，像是肩推，如果你想在每個動作中加入二頭彎舉，那會稍微提升難度，但肩推本身就已經是很不錯的鍛鍊了。

1. 像先前一樣站在 BOSU 半圓平衡球上，這次雙手各拿一個啞鈴。

2. 手肘往身體收攏，做一次二頭彎舉把啞鈴舉至肩膀高度，然後往上推舉過頭。

3. 手舉著啞鈴下降至肩膀高度，然後重複進行。

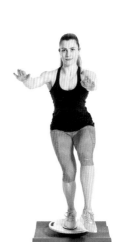
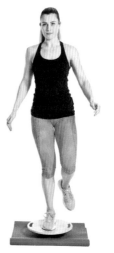

單腳深蹲姿：

如果你比較大膽，也可以在 BOSU 半圓平衡球上嘗試單腳深蹲。

1. 單腳站在 BOSU 半圓平衡球的中間，找到平衡之後再慢慢地蹲下，並維持正位（請見第 180 至 181 頁）。

2. 慢慢起身，然後重複進行。

**應有感受：**該鍛鍊的主要目標是測試及訓練平衡，但你也能同時做些不錯的鍛鍊，話雖如此，但整體的感覺是試著停留在平衡球上，訓練你的中樞神經系統。

**額外的建議：**雖然通常要價不斐，但 BOSU 半圓平衡球是效用驚人的訓練器材。

**器材（如有需要）：**BOSU 半圓平衡球。

**目標部位：**全身。

⚠ **安全建議／注意事項：**進行這項鍛鍊時，姿勢要正確才能維持平衡。

# 登階上箱（STEP-UP ONTO BOX）

初級：兩腳各做三組，一組10次
中級：兩腳各做三組，一組15次
高級：兩腳各做三組，一組20次

　　可以把這想像成爬上一段非常高的階梯，但一次只能爬一級，這個鍛鍊能把你在跑步動作中會用到的肌力提升至最大，讓爬坡也變得輕鬆無比。

**技術／操作說明：**

1. 站在一個箱子或踏板前方。
2. 用一隻腳登上箱子，再用另一隻腳落地。
3. 重複該動作，讓同一隻腳做完指定次數，然後換腳進行。

變化：可以透過手握啞鈴，或是肩上扛著槓鈴來增加重量。

**應有感受：**就像高強度的股四頭肌和臀肌鍛鍊。

**額外的建議：**在你登階時，務必讓膝蓋保持在中腳趾上方；沒有控制好或太多重量，有時會讓膝蓋不小心落在身體中線上而受傷，所以請注意這一點，並在你能重新取得控制前減輕重量或重複次數。

**器材（如有需要）：**一個踏板或箱子，還有一些重物。

**目標部位：**主要是臀肌和股四頭肌。

⚠ **安全建議／注意事項：**如果你開始使用較重的重量，請保持膝蓋正位，並請某人站在你身後，以免你滑倒或跌倒。

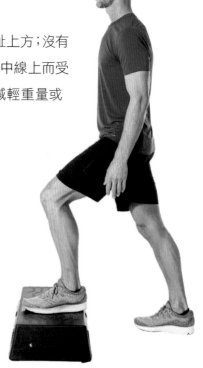

# 跳箱（BOX JUMPS）

初級：做一組，一組10次
中級：做兩組，一組10次
高級：做兩組，一組15次

　　這項鍛鍊是力量、敏捷性和爆發力的綜合展示——要從地上雙腳跳到一個箱子上。

## 技術／操作說明：

1. 站在一個箱子前方，彎曲膝蓋並跳上箱子，雙腳與髖部同寬地落在箱子中間，擺動手臂以輔助跳躍。

2. 接著從箱子上下來，在重複下一次跳躍前回到起始位置，或是往前跳下箱子，轉身並再次跳上箱子。

3. 重複做完指定次數。

變化：或是你也可以把箱子排成一列，跳上一個箱子後再跳下來，然後接著跳上下一個箱子，把過程變成增強式鍛鍊，這是高等級的鍛鍊，要對自己的深蹲、負重深蹲和負重登階上箱非常有自信才能進行。

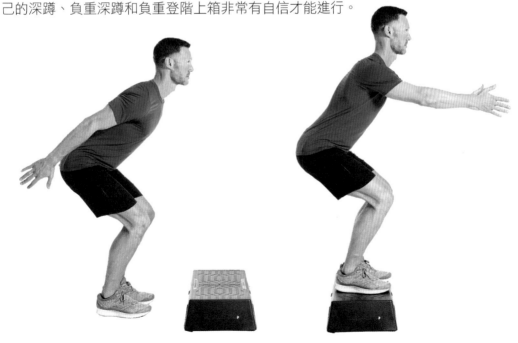

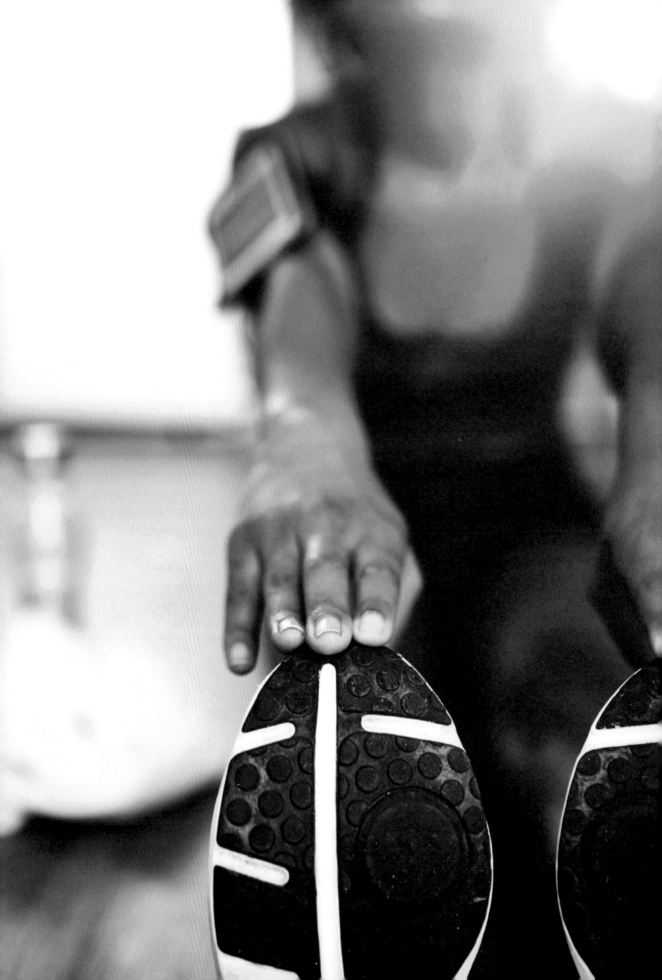

第十五章

# 肌力與體能鍛鍊

肌力與體能鍛鍊是從跑步中得到更多收穫的必備條件，如果你的訓練計畫中沒有含括這兩項，可能會有受傷的風險，另一個更糟的情況是你的表現會碰上停滯期。

訓練的原理是讓組織產生超負荷，並且要確實針對目標，考量到一旦進步到一個水準後，就需要想辦法維持住，不然訓練的效果其實是可逆的，有了這個概念，重要的是能理解短跑運動員會投入更多時間做負荷很重的訓練，而馬拉松跑者則會做很多次負荷較輕的鍛鍊，馬拉松跑者在比賽過程中幾乎不用使出全力，但卻需要肌耐力，這樣他們就能多次進行非最大（Submaximal）的運動，肌力與體能鍛鍊應該要符合運動員的需求。

不過，當跑者已現顯著肌肉失衡和弱點，就需要透過由專家規劃的特定鍛鍊來恢復平衡，以下內容是告訴你當一切順利，而你想提升表現時該怎麼做，如果你的情況不是這樣，你得先達到平衡。

在一年的時間裡，你會經歷一些特定的訓練階段，先暫時不要參加任何比賽，讓我們來檢視賽季一結束時會發生什麼事，然後回推下個賽季開始時該作哪些準備。

一直到你的最後一場比賽，多數人是在 8 月或 9 月，你的身體都持續在運用賽前辛勤訓練所獲得的成果，然而，由於徑賽運動賽季時的賽事密集，會讓你無法維持某些基本訓練，所以在數週應得的休息過後，你需要重新檢視這段時間累積的傷病和弱點，開始想辦法解決。

這個訓練的初期應是一種對身體的拆解分析——讓你知道最需要鍛鍊什麼，舉例來說，你可以自問在每場比賽最後三分之一的路程，你是否因為缺乏體能而被許多人超越？或是你的起跑是否又慢又無力，讓你難以追上其他跑者？在你為來年開始建立新的肌力與體能訓練計畫時，這類問題的答案能提供你所需資訊，當然，該訓練的形式取決於你正在執行的跑步種類，讓我們來分析評估不同的需求。

| 訓練組數與次數 | | |
|---|---|---|
| 訓練目標 | 次數 | 鍛鍊組數 |
| 耐力 | 12次或以上 | 二到三組 |
| 肌肥大（肌肉大小） | 6至12次 | 三到六組 |
| 肌力 | 最多6次 | 二到六組 |
| 爆發力 | 1到2次 | 三到五組 |

## 衝刺的肌力

短跑運動員需要程度最大的肌肉收縮，還有高速的周轉率，所以肌力是最重要的，但是缺乏爆發力會在其他跑者往終點線前進時害你依然停在起跑架上。

純肌力訓練會被視為舉起非常重的重量，以一至六次為一組，通常包含四組或以上。

爆發力訓練著重的是動作的爆發性，但重量同樣非常重，而且重複次數甚至更少，一組只有一至兩次，在肌力和爆發力訓練中，休息時間都很長，才能讓局部肌肉能量以三磷酸腺苷（ATP，肌肉收縮需消耗的能量）的形式回歸。

你會在這個計畫中加入非常具有爆發性的增強式訓練，可能包括連續跳箱，例如你跳上一個箱子，接著往該箱子和下一個更高箱子之間的空間跳下去，並儘快跳到下一個箱子上，然後重複進行，而這些箱子通常有高有低。

## 中長跑賽事的肌力

中長跑跑者仍需要肌力，但也需要大量的肌耐力和較少爆發力，中長跑跑者要能產生大量的次強度收縮，但這些次強度收縮依然處於非常高的等級，因為在比賽期間，這些收縮都落在高能量強度區。

我認為中長跑跑者要很全能——肌力、爆發力和耐力——但最重要的是，他們要能在無氧閾值（Anaerobic Threshold）中長時間運動，無氧閾值是血液中累積了大量乳酸的階段，如果有人超過了這個階段，最後會變得過於疲勞，不得不停下腳步。

能同時運用肌力和有氧訓練的能力是混合訓練計畫的成果，不單只靠跑步，這類肌力與體能訓練計畫的重複次數會是 6 至 30 次，共三至六組。

## 跑5K／10K的肌力

與中長跑賽事的訓練要求類似，5 公里是需要跑者能以高水準持續發力的距離，需要的肌肉收縮比中長跑少一點，但真的只有一點點，所以訓練不會有太大的變化。10 公里的賽事對於強大肌力的需求減少了，雖然還是比馬拉松的需求多，這類肌力與體能訓練計畫的主要重複次數和組數會是 15 至 20 次，共三組。

## 跑半程或全程馬拉松的肌力

跑馬拉松時非常需要耐力，但須避免超過負荷的肌力訓練對身體造成傷害，這對你最終跨越終點線的時間也會有不利的影響。

關於耐力，我推薦非常高的重複次數，像是著重於重複總次數而不是 3 組 12 次，一次良好的訓練是在每次都以重複次數 100 次為目標，這可以簡單劃分成 4 組 25 次，或是也能試著全力鍛鍊，最多做 50 次，直到你感覺疲累，然後休息 30 秒後繼續進行，可能重複做 20 次，然後再次休息，再重複 12 次，以此類推，直到你在有短暫休息的情況下做完 100 次重複次數，這很嚴苛，但對提升耐力很有幫助。

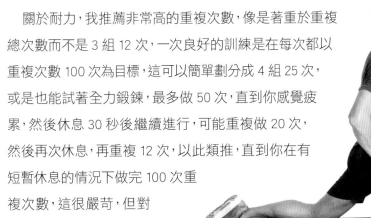

# 後　記

在你讀完本書後，你可能會覺得這些簡單的鍛鍊沒讓你學到任何新知，但你可能也會偶然發現有些鍛鍊讓你進步了，而你當初甚至不覺得那會有效！所以重點是：如果你想精通更複雜的鍛鍊，就得做好基本功。

在成為運動員的過程中，有許多人會教我們許多錯誤的鍛鍊，可能是學校體育老師，或是你以前的體操教練，也可能是不注重準備工作的健身教練，在你健身之旅的過去一、二十年中，有些事情改變了，也許你錯誤的技術在變動過程中從未遭遇過任何人的修正。

你有可能會看著一個臀肌伸展運動並心想「這個我知道」，然後就不再關注，想找到你以前從沒看過的鍛鍊，那我勸你再複習一次基本功──以本書的技術要點實實在在地確認你的看法，把各項鍛鍊當作第一次嘗試，如果你真的想把自己視為這些基本技術的專家，那麼請試著教別人正確地執行，因為教導他人是最高級的學習形式。

在我寫的所有著作中（現在總共兩本），我都試著加入一點幽默感，這是因為書中主題有時會很枯燥，我想確保不會有人感到厭煩，如果你在閱讀過程中被逗樂，那是很棒的一件事；但如果沒有，那我也感到抱歉。無論如何，我提出的觀點都是嚴肅而重要的，把側弓箭步形容成「將領帶綁在頭上的醉酒叔叔在婚禮上跳舞」，不代表側弓箭步就不重要，我只是想讓你在鍛鍊中獲得一點樂趣，並在需要時提供你一個簡單的方法來記憶。

我希望這本書能在某種程度上成為我第一本書《跑步免受傷》的前傳，你會在已經受傷的基礎下閱讀《跑步免受傷》，但本書打從一開始就排除了受傷的可能性，把這兩本書一起放在你的書架上，我相信結合這兩本書，能為今日的跑者創造易於使用的全套服務。

《跑步免受傷》的回饋非常好，我很開心那本書有登上亞馬遜暢銷榜的第一名，讓我特別高興的是人們評論那本書讀起來清晰易懂，很多人說它打破了學術巨著枯燥無趣的常態，有些人說他們從頭到尾看完了整本書，這非常完美，因為那完全是我的目標。

回饋最棒的一種形式發生在給出回饋的人不知道你在聽的時候，我有一天在一場跑步博覽會上碰到了這個情況，當我經過布魯姆斯伯里（BLOOMSBURY）出

版社的攤位時，兩個年輕的物理治療師正在聊天，還在跟彼此稍微較量，其中一人拿起我的書翻了幾頁，然後跟他的同事說：「這本書對我來説有點太初階了，但這對跑者或年輕的物理治療師來説應該還不錯。」

　　我非常喜歡這樣的分享，原因有兩個。第一，我不希望那本書變成一種難以消化的學術書籍；第二，我也曾經跟這位年輕的物理治療師一樣，充滿了自信和價值，現在則相反，我更常意識到我不知道的事。實際上我很樂意公開承認我不懂，每個人都會經過一段探索旅程，不去好好了解你不知道的事物是學習的最大障礙，而用「我已經知道了」的方式不去理會某些事，將會大大限制你的潛能。

　　做好基本功，如果這本書有告訴你一則重要的訊息，那就是你應該打好基礎。

　　也許未來我會寫些更複雜、更具挑戰性的內容，但我真的覺得沒必要像在跑步博覽會上那兩位年輕物理治療師一樣，為了炫耀或是跟醫療保健的同行從業人員競爭而寫這本書，相反地，在我寫下一字一句時，我始終掛念著跑者，我一直在想，如果我能讓他們練好基本功，那麼這本書就會對他們的生活產生更深遠的影響。

　　所以我希望你會喜歡這本書，因為我非常喜歡，我非常享受撰寫的過程，這也使得要寫下結尾讓我難過無比，我喜歡接收各種回饋，所以無論你是喜歡或討厭這本書，都請寫下你的評論，我會親自閱讀，並期待看到大家的想法。

祝大家跑步平安

Paul

# 致　謝

如果沒有許多人的幫助，這本書根本無法完成，以下依時間順序提及——我的父母，瑪格麗特和約翰，如果沒有他們的愛與支持，以及源源不絕的自豪，我永遠不會有任何成就，他們是我的基石和明燈，我非常愛他們。

投入於寫這本書的每一分鐘，我不得不把家人擺在一旁，所以感謝我可憐的妻子妮可菈，她一直以來都很了不起，雖然照顧我們三個令人驚奇又活力充沛的孩子，哈莉特、亞奇和布洛迪快把她逼瘋了，在寫書的階段，布洛迪只有七歲，他會定期來問我書是否完成了，主要是因為他需要我搭建給他的泰迪熊用的臥室高空滑索，他給我的壓力完全超過布魯姆斯伯里出版社。

亞奇用一種具有創造力的方式帶來貢獻，他在我寫書時自己學著打鼓，能參與這個過程非常棒，但有時候……你應該能想像那個場面吧？不管怎樣，他現在都非常熟練，而且演奏起來令人驚豔。

我們的老大哈莉特加入了亞奇的行列，蓄意破壞需要的安寧和清靜，她非常會唱歌，而且不是唱好玩的，人們真的會付錢請她唱歌給他們聽，我懷疑當這本書付印時，你們可能已經聽過她的大名了，這可能是父親的驕傲，所以還請容我炫耀一下。

我的三個孩子啊，你們每天都讓我感到驕傲無比，不過請在我寫第三本書時安靜一點……你們是一位了不起的母親所生下來的，她將自己的一生奉獻給你們和我，為此我們都該承認她是我們能有所成就的背後英雄，這本書獻給妳，妮可菈。

我還要感謝我的員工，他們在工作上嫻熟、精準、毫無怨言地扛起責任，Physio & Therapy UK 依然屹立不搖，因為我完全信任員工，這來自我們的相互尊重，這點讓我非常自豪。

最後是布魯姆斯伯里，這家出版社應該要是每個人的首選，麥特，你總是恩威並重，而且鼓勵和鞭策的方法都非常完美，真是感激不盡。

# 參考書目

Fowles, J. R., Sale D. G. and MacDougall J. D. (2000) 'Reduced strength after passive stretch of the human plantarflexors', *Journal of Applied Physiology* 89(3), 1179–1188

Hobrough, P. (2016) *Running Free of Injuries: From Pain to Personal Best* (London: Bloomsbury)

Horowitz, J. (2013) *Quick Strength Training for Runners* (Boulder, Co.: Velo Press)

Jarvis, M. (2013) *Strength and Conditioning for Triathalon: The 4th Discipline* (London: Bloomsbury)

Malanga, G. and DeLisa, J.A. (1998) 'Gait Analysis in the Science of Rehabilitation', U.S. Department of Veteran's Affairs www.rehab.research.va.gov/mono/gait/malanga.pdf [accessed September 2019]

Nelson, A. G., Kokkonen J. and Arnall D. A. (2005) 'Acute Muscle Stretching Inhibits Muscle Strength Endurance Performance', *Journal of Strength and Conditioning Research* 19(2), 338–343

Norris, C. M. (2008) *Stretching for Running* (London: Bloomsbury)

Rolf, C. (2007) *The Sports Injuries Handbook* (London: Bloomsbury)

Seijas Albir, G. (2015) *Anatomy and 100 Stretching Exercises for Runners* (New York: Barron's Educational Series)

Shepherd, J. (2013) *Strength Training for Runners* (London: Bloomsbury)

Thompson, D. (2001) 'Muscle Activity During the Gait Cycle', University of Oklahoma ouhsc.edu/bserdac/dthompso/web/gait/kinetics/mmactsum.htm [accessed September 2019]

www.physio-pedia.com

# 索 引

**Index of exercises**